AF383799

ÉTUDE

SUR LES

DÉVIATIONS DE LA TAILLE

D'ORIGINE RÉFLEXE

PAR

Le Docteur Armand BESSON

Ancien externe des Hôpitaux de Paris
Médaille de bronze de l'Assistance publique

PARIS

G. STEINHEIL, ÉDITEUR

2, RUE CASIMIR-DELAVIGNE, 2

—

1888

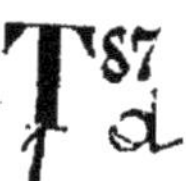

ÉTUDE

SUR LES

DÉVIATIONS DE LA TAILLE

D'ORIGINE RÉFLEXE

ÉTUDE

SUR LES

DÉVIATIONS DE LA TAILLE

D'ORIGINE RÉFLEXE

PAR

Le Docteur Armand BESSON

Ancien externe des Hôpitaux de Paris
Médaille de bronze de l'Assistance publique

PARIS

G. STEINHEIL, ÉDITEUR

2, RUE CASIMIR-DELAVIGNE, 2

1888

ÉTUDE

DÉVIATIONS DE LA TAILLE

D'ORIGINE RÉFLEXE

INTRODUCTION

Le rachis a été regardé de tout temps par les anato-
mistes comme la partie la plus importante du squelette,
c'est lui qui détermine la hauteur et les proportions de
la taille ; c'est à lui que viennent aboutir en dernière analyse tous les efforts musculaires. Il n'est donc pas étonnant, vu la gravité et la fréquence des lésions du rachis,
que les déviations de cette partie essentielle du corps
humain aient attiré de bonne heure l'attention des chirurgiens et médecins qui ont étudié successivement : les
courbures symptomatiques des affections du squelette
ou des masses musculaires rachidiennes, les déviations
dites idiopathiques, comme la scoliose des adolescents,
et les courbures de compensation, inclinaisons stati-
ques qui sont sous la dépendance d'une coxalgie ou d'un
arrêt de développement d'un des membres inférieurs.

Mais à côté de ces déviations symptomatiques, idio-

pathiques ou courbures de compensation, vient se ranger une classe de courbures encore peu étudiées jusqu'ici.
Ces déviations, qui n'ont rien de mécanique, qui surviennent brusquement sans que leur cause puisse être
recherchée du côté de l'appareil rachidien, sont sous la
dépendance : 1° d'affections douloureuses de la cavité
thoracique ou abdominale, maladies des reins ou de l'appareil respiratoire; 2° de simples manifestations hystériques, contractures réflexes survenues à l'occasion
d'un traumatisme. Ces courbures qu'on ne rencontre
généralement que chez les enfants paraissent être déter-
minées par un spasme musculaire causé par la douleur,
aussi leur donnerons-nous le nom de déviations spas-
modiques ou mieux de déviations réflexes, et pour
mieux les séparer des lésions du même genre, signalées
dans la région cervicale, les étudierons-nous sous le nom
de déviations de la taille d'origine réflexe.

En commençant l'étude de ces déviations, nous n'a-
vons pas la prétention de décrire une affection passée
complètement inaperçue jusqu'ici, mais nous voulons
appeler l'attention sur des déformations rares, sur lesquelles il n'existe aucun travail d'ensemble, à notre connaissance, soit dans la littérature médicale française,
soit dans les publications étrangères. Quelques observations publiées du reste sous des noms divers, en France,
en Amérique et en Angleterre forment les seules don-
nées scientifiques sur lesquelles on puisse se baser pour
écrire leur histoire.

Aucun des auteurs qui ont eu l'occasion d'observer
ces cas intéressants n'a essayé de grouper et de compa-

rer les faits acquis pour en tirer des notions exactes et précises. Peut-être ont-ils jugé que les matériaux étaient encore trop peu nombreux pour établir d'une façon solide l'existence de ces lésions.

Nous possédons aujourd'hui un nombre d'observations restreint, il est vrai, mais eu égard à l'importance, au point de vue du diagnostic différentiel de la maladie de Pott, de la connaissance de ces déviations, ce nombre nous paraît suffisant pour tenter une étude générale. Aussi serions-nous heureux si ce modeste travail pouvait contribuer à attirer l'attention du public médical sur ce sujet.

Arrivé au terme de nos études, nous saisissons avec empressement l'occasion qui s'offre à nous, de remercier ici nos maîtres dans les hôpitaux, qui, pendant tout le temps que nous avons été leur élève, nous ont témoigné une constante et bienveillante sympathie.

Que M. le professeur Fournier qui a été notre premier maître et nous a initié aux difficultés de l'étude clinique des maladies cutanées et syphilitiques reçoive l'expression de notre reconnaissance.

Nous devons adresser également tous nos remerciements à MM. Quinquaud, Lacombe, Empis, Faisans, Brault, Reynier, Brun, et à M. le Dr d'Heilly qui nous a guidé dans l'étude si délicate des maladies de l'enfance.

Nous n'oublierons pas non plus M. le professeur Grancher qui a bien voulu nous communiquer une observation de son service et M. le Dr Bouilly dont l'affectueuse bienveillance et les bons conseils nous ont guidé dans les recherches que nous avons faites pour notre thèse.

Enfin que M. le professeur Cornil qui nous a fait l'honneur d'accepter la présidence de cette thèse veuille bien, lui aussi, agréer l'expression de notre vive gratitude.

CHAPITRE PREMIER

ÉTIOLOGIE

Les déviations de la taille d'origine réflexe surviennent surtout chez les enfants, principalement vers l'âge de douze à quatorze ans, alors que la colonne vertébrale n'est pas encore arrivée à son complet développement et tend à s'infléchir sous la moindre influence. On peut les rencontrer néanmoins chez les tout jeunes enfants et chez les adolescents d'une complexion faible et délicate.

Les cas que nous avons observés ne nous permettent pas d'assurer si ces sortes de déviations sont plus fréquentes chez les filles que chez les garçons ; en effet sur les malades dont nous publions l'observation, nous trouvons 5 garçons et 4 filles.

C'est au cours des affections rénales dans l'enfance, et principalement à la suite d'accès de coliques néphrétiques, que ces déviations ont fait leur apparition. Dans quelques cas ces courbures ont coïncidé avec la présence d'un abcès périnéphrétique, mais nous voyons que dans l'observation IV la périnéphrite avait été précédée de crises douloureuses offrant tous les caractères de la colique néphrétique.

M. Kirmisson (1), dans son *Manuel de pathologie externe*, dit avoir observé « un jeune homme chez lequel, à « l'âge de sept ans, la néphrite s'était accompagnée « d'une flexion latérale du rachis qui avait été prise pour « une scoliose durable. Au contraire la guérison de l'af- « fection rénale avait amené un redressement complet « de la colonne vertébrale ».

Rayer, dans son Traité des maladies du rein, insiste sur les actions réflexes : vomissements, convulsions, nausées, frisson, au cours de la gravelle, mais ne signale aucun fait analogue à ceux que nous décrivons. D'autre part nous avons cherché vainement dans l'excellente thèse de notre ami le D\u02b3 Guillet (2), parmi les observa- tions qui relatent des tumeurs malignes du rein chez l'enfant, des phénomènes du même genre.

Tout en admettant volontiers que les déviations réflexes de la taille surviennent à titre d'exception dans les affec- tions rénales, nous croyons avec M. Paulet (3) que, si on y regardait d'un peu plus près, il pourrait bien se faire qu'on les rencontrât plus fréquemment qu'on ne serait porté à le croire de prime abord. D'ailleurs, si nous rapprochons la rareté des manifestations de la lithiase rénale dans la seconde enfance, des cas de cour- bure du rachis au cours de cette affection, nous ne sommes pas éloigné de croire que, chez des sujets délicats, pré- sentant une certaine laxité générale de la colonne ver-

<hr>

(1) KIRMISSON. *Manuel de pathologie externe*, t. II, p. 142.
(2) GUILLET. *Tumeurs malignes du rein*. Thèse de Paris, 1888
(3) PAULET. Société de chirurgie, séance du 23 mai 1877.

tébrale, la courbure réflexe du rachis pourrait être considérée comme un des symptômes de la lithiase urique à cet âge.

Mais ce n'est pas seulement au cours des maladies du rein que ces déviations ont été signalées. David Drummond (1) a publié une très curieuse observation que nous reproduisons dans notre thèse et qui montre que ces sortes de courbures du rachis peuvent survenir chez les enfants au cours des affections douloureuses du poumon et de la plèvre.

Le point de côté sous-mammaire des petites filles maladives, souvent violent, ne peut-il pas avoir aussi quelque influence sur la détermination des incurvations dites idiopathiques ? Peut-être, avec un examen approfondi, au début d'une scoliose réputée essentielle, pourrait-on trouver comme cause première une maladie de ce genre ? Telle guérison survenue rapidement et attribuée à l'orthopédie ou aux diverses méthodes employées pour traiter la scoliose, n'est peut-être due qu'à la disparition d'une affection viscérale douloureuse qui avait déterminé une déviation réflexe.

Enfin certaines de ces courbures peuvent survenir, sans qu'il soit possible d'en chercher la cause du côté de l'abdomen ou des organes de la cavité thoracique ; on en est réduit alors, pour expliquer leur apparition, à invoquer l'existence d'une névrose prédisposante qui, réveillée à la suite d'un coup ou d'une chute, a provoqué une contracture réflexe des muscles de la masse sacro-lombaire.

(1) DRUMMOND. *British medical*, p. 812, 22 novembre 1879.

C'est ainsi que M. le professeur Grancher, considéra comme un accident hystéro-traumatique une déviation du rachis survenue à la suite d'une chute sur le dos, chez la petite malade dont il a bien voulu nous communiquer l'observation.

Nous croyons pouvoir faire rentrer dans le même ordre d'idées la déviation survenue chez la malade de l'observation IX, en nous basant sur le fait de sa disparition brusque à la suite d'une émotion vive.

CHAPITRE II

PHYSIOLOGIE PATHOLOGIQUE

Nous avons passé en revue dans le chapitre précédent les affections au cours desquelles on pouvait voir survenir des déviations réflexes de la taille. Avant d'entreprendre l'étude des symptômes et d'établir d'une façon précise les règles du diagnostic, parfois si difficile, de ces sortes de courbures du rachis, il nous reste à nous rendre compte de leur nature et de leur mécanisme.

« Il est, dit Bouvier (1), une distinction capitale qu'il
« importe d'établir entre les différentes sortes de cour-
« bure du rachis. Certaines, en effet, ne diffèrent en rien
« des inflexions physiologiques résultant des mouve-
« ments normaux des vertèbres. Ce sont de simples
« attitudes qui n'ont de pathologique que leur durée et
« la cause involontaire anormale qui les produit. Cette
« cause vient-elle à disparaître, la courbure s'évanouit
« à l'instant ; aussi ces sortes d'inflexions ne persistent-
« elles pas après la mort, à moins que des changements
« organiques survenus dans des organes étrangers au

(1) Bouvier et Bouland. Art. *Rachis*. Dict. encyclop. des sciences médicales.

« rachis ne maintiennent son inclinaison. A notre avis
« ces courbures temporaires, purs symptômes, doivent
« être séparées de la vraie scoliose dont elles n'offrent
« aucun des caractères anatomiques ou physiologiques. »
Il semble que Bouvier ait eu en vue, dans ces quelques
lignes, les déviations de la taille d'origine réflexe, dont
il a tracé à grands traits les caractères et qu'il a voulu
séparer nettement de la scoliose idiopathique. Pour lui,
ces déviations ne sont que la résultante d'attitudes pas-
sagères involontaires.

On comprend dès lors facilement que des courbures
latérales, sans gibbosité bien apparente puissent se rencontrer chez les enfants, dans certaines affections étrangères aux déviations essentielles, car elles constituent,
elles aussi, des attitudes, mais ces attitudes recon-
naissent pour cause une action réflexe de la moelle, une
contracture musculaire ou une contraction instinctive du
malade pour éviter la douleur. Ce qui se passe ici est
l'analogue de ce qui a lieu dans les affections douloureuses du cou ; ainsi dans les phlegmons et abcès du cou,
dans les adénites aiguës, la tête s'incline du côté affecté,
l'épaule s'élève, la torsion du cou s'établit, la déviation
est complète et quelquefois portée au plus haut degré ;
il ne s'agit cependant que d'une attitude déterminée par
la douleur qui disparaît avec elle.

C'est ainsi que dans les affections viscérales, au cours
desquelles on rencontre les déviations qui nous occupent,
l'action des fléchisseurs latéraux du rachis est sollicitée
uniquement parce que l'attitude droite du tronc aurait
pour effet de causer ou d'exaspérer la douleur, ainsi que

cela arrive notamment dans le phlegmon périnéphrétique où, la douleur est exagérée par les mouvements
du tronc.

Sans entrer à fond dans les théories nombreuses émi-
ses jusqu'à présent pour expliquer les déviations latérales
du rachis, nous ferons seulement remarquer qu'il parait
être de mode aujourd'hui de délaisser, au moins dans
bon nombre de cas, la théorie musculaire défendue par
Méry (Mémoire à l'Académie des sciences, 1706), Mor-
gagni (Lettre 27), Shaw, Pravaz et Jules Guérin, pour
admettre dans chaque cas une cause purement mécanique. Il nous semble cependant que seule cette théorie
peut nous donner l'explication des déviations de la taille
d'origine réflexe.

Il y a lieu, en effet, d'invoquer comme cause des courbures qui font l'objet de notre travail, cette *vigilance
musculaire*, dont parle Verneuil, lorsqu'il traite des
contractures qui surviennent au voisinage des articulations malades, vigilance musculaire qui s'évanouit
lorsque la douleur est atténuée ou mieux lorsque toute
cause de douleur a disparu.

Cette sorte de contraction instinctive nous parait devoir
être rattachée aux contractions par appréhension de
M. Dally (1) qui, souvent répétées, ont pour résultat fréquent de maintenir des attitudes vicieuses qui rendent
l'action des antagonistes plus difficile et souvent l'an-
nihilent. Il faut, en effet, remarquer qu'un muscle qui
se contracte n'a pas le pouvoir de revenir sur lui-même,
il n'y revient que par l'action de son antagoniste.

(1) DALLY. Congrès de l'Association française. Lille, 1874.

Il ne s'ensuit pas pour cela que la contracture musculaire n'entre pas également en jeu : au début il peut y avoir simple contraction (cessant avec la douleur, comme chez le malade de l'observation IV, qui fut courbé à la suite de ses premières crises de coliques néphrétiques et se redressa après, mais la douleur peut, quand elle est intense, causer non plus une simple contraction, mais une contracture durable, et cette contracture est analogue dans tous les cas et de quelque façon qu'elle se produise à la contracture hystérique, à celle que l'on nomme contracture léthargique ou spinale et sur laquelle le cerveau n'a aucune action directe ou indirecte. La déformation survenue chez les malades qui font l'objet de nos observations nous paraît devoir être attribuée à une contracture de ce genre. La contracture n'a lieu que pour échapper à la douleur, mais elle peut persister après sa disparition, les affections au cours desquelles on la rencontre sont toutes celles dans lesquelles le redressement latéral de l'épine produit une distension, ou au contraire une compression pénible des parties affectées.

Enfin ce qui prouve combien ces courbures réflexes ressemblent aux déformations produites par une contracture hystérique, c'est que l'un de nos malades ayant été chloroformisé la déviation a disparu au cours de l'anesthésie pour reparaître au réveil.

En résumé, dans les déviations qui nous occupent, il y a d'abord contraction, puis contracture d'origne réflexe des muscles latéraux du rachis et de l'abdomen.

Nous disons qu'il y a contracture et non rétraction

des muscles, mais il nous est permis de nous demander
si, la cause de ces déviations persistant indéfiniment, il
il ne se ferait pas une altération intime de la fibre des
masses musculaires qui entrent en jeu pour les produire.
M. Charcot (1) a, en effet, démontré récemment que
même dans la contracture spasmodique hystérique, alors
que la fibre musculaire reste des années sans éprouver
de transformation, la déformation pouvait persister,
alors que la contracture avait disparu.

(1) CHARCOT. Rétractions fibro-tendineuses dans la contracture
spasmodique hystérique. *Bulletin méd.*, 23 mars 1887.

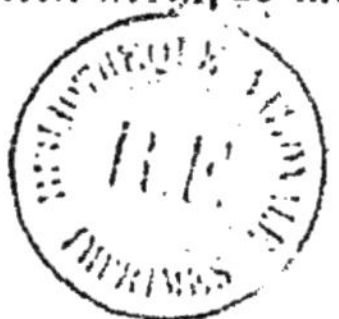

CHAPITRE III

SYMPTOMATOLOGIE

L'étude clinique des déviations de la taille d'origine réflexe n'est pas sans présenter quelque difficulté et cela pour plusieurs raisons. D'abord les observations sont peu nombreuses ; ensuite quelques-unes d'entre elles (Obs. VI et V) signalent brièvement l'existence d'une déviation au cours d'un abcès périnéphrétique par exemple, sans s'arrêter d'une façon particulière sur les caractères de la courbure et son mode d'apparition. Enfin les signes de ces déviations sont banals, deux seulement : les variations dans le sens de la courbure (Obs. IV) et la coexistence de la cyphose et de la scoliose pourraient acquérir la valeur de signes pathognomoniques.

Néanmoins nous croyons que l'analyse des principaux symptômes, la connaissance de quelques détails précis sur le mode d'apparition des déviations réflexes de la taille, permettront dans la majorité des cas de les séparer nettement des autres déviations symptomatiques ou simplement idiopathiques.

Pour mieux faire comprendre l'évolution clinique de ces courbures, leur mode de début et leurs caractères, nous avons cru utile d'adopter la marche suivante. Après avoir montré avec observations à l'appui, l'aspect revêtu par ces déviations dans les maladies au cours desquelles on peut les rencontrer, nous avons essayé de grouper leurs différents symptômes et d'en tracer un tableau d'ensemble.

Comme nous l'avons vu au chapitre Étiologie, les déformations réflexes du rachis se rencontrent dans :

1° Les affections rénales : lithiase urique, néphrite, abcès périnéphrétique.

2° Les affections douloureuses du poumon ou de la plèvre.

3° Elles peuvent survenir chez les hystériques sous l'influence d'un traumatisme ou de toute autre cause.

1° — Déviation de la taille au cours des affections rénales.

C'est au cours de ces affections et principalement de la lithiase rénale que l'on voit survenir le plus souvent des déformations du rachis. Nous en publions six observations. Dans quatre de ces observations la courbure a coïncidé avec des accidents de lithiase, lithiase qui a été dans l'observation IV accompagnée d'un abcès périnéphrétique. Dans les deux autres cas il s'agissait tout simplement de périnéphrite.

Nous allons successivement relater ces différentes observations en les faisant suivre de quelques réflexions nécessaires pour mettre en relief les caractères revêtus par la déviation rachidienne chez chacun de nos malades.

Ons. I. — *Lithiase urique avec coliques néphrétiques et déviation spasmodique de la taille.* (Paulet. *Bulletins et mé-
moires de la Société de chirurgie de Paris,* année 1877, t. III,
p. 345.)

A. L..., âgé de 12 ans, enfant délicat, un peu lymphatique,
né de parents bien portants (la mère émettait assez souvent des
urines très sédimenteuses). Dans le courant de l'été de 1874,
A. L... se plaint fréquemment de douleurs de ventre, d'esto-
mac et surtout de reins ; il maigrit, devient pâle, en même
temps que sa colonne vertébrale semble s'incurver légèrement.
On consulte le docteur B... qui voyant les yeux de l'enfant
cernés et ses pupilles dilatées, soupçonne l'existence de vers
intestinaux et prescrit la santonine.

Le Dr B... ajoute que si la santonine ne détermine pas l'ex-
pulsion des parasites, c'est qu'il s'agit alors non plus d'une
affection vermineuse, mais d'un mal de Pott, auquel cas on
devra faire cesser à l'enfant toute espèce d'exercice, le con-
damner au repos absolu et le soumettre à un régime tonique,
au lacto-phosphate de fer, etc...

La santonine ne produisit aucun effet et les parents de A. L...,
le conduisirent à un de nos plus illustres professeurs qui diagnostiqua une scoliose et prescrivit l'huile de foie de morue,
les dragées Rabuteau, le lacto-phosphate de chaux, moyens
auxquels devait être ajouté l'usage d'un corset baleiné.

M. Verneuil fut consulté ensuite ; il ne constata ni mal de
Pott, ni scoliose, mais il ne se prononça pas d'une façon formelle sur la nature de l'affection dans ce premier examen.

Puis ce fut le tour de l'un de nos distingués confrères des
hôpitaux dont l'opinion fut sans doute qu'il s'agissait d'une
carie vertébrale, car il prescrivit le repos, un régime fortifiant,
l'huile de foie de morue, l'iodure de fer, l'eau de Bussang, les
bains sulfureux.

Enfin, de consultation en consultation, on en vint à me

demander mon avis, au mois de décembre de la même année. Je trouvai l'enfant pâle, ayant même une teinte terreuse et comme cachectique, avec un peu de bouffissure de la face. La portion dorsale du rachis était légèrement incurvée, avec concavité tournée à droite, mais on ne trouvait dans les autres régions aucune courbure de compensation. Saillie de la première apophyse épineuse lombaire ; mais une pression assez énergique exercée tant sur cette apophyse que sur toutes les autres ne provoquait la moindre douleur en aucun point. Au contraire, une pression moins forte sur les parties latérales de la région lombaire déterminait une vive douleur plus accusée à droite qu'à gauche. En présence de ces symptômes et après avoir examiné soigneusement la cavité abdominale sans y trouver la moindre trace d'abcès par congestion, je n'hésitai pas à déclarer que l'enfant n'avait pas de mal de Pott ; seulement je fus un peu plus embarrassé, je l'avoue, quand il s'agit de dire ce qu'il avait, et je demandai à revoir le petit malade en compagnie de M. Verneuil, avec qui je m'étais trouvé d'accord pour nier l'existence d'une carie vertébrale, et grâce à qui je comptais arriver à formuler un diagnostic positif.

Dans cette seconde consultation, nous tombâmes bien vite d'accord pour éliminer toute affection du rachis ; mais je restais encore indécis, lorsque M. Verneuil, appelant mon attention sur le caractère particulier de la douleur lombo-abdominale, me dit que nous pourrions bien avoir affaire à une maladie des reins, et m'engagea en conséquence à examiner les urines, tant au point de vue chimique qu'au point de vue histologique.

Je procédai dès le lendemain à cet examen et voici ce que je constatai :

L'urine était trouble, jumenteuse. Après l'avoir abandonnée au repos pendant 3/4 d'heure environ, elle laisse déposer un sédiment extrêmement abondant, représentant à peu près 1/5 de la quantité que l'on m'avait envoyée. La partie liquide examinée après décantation, avait une coloration normale sans teinte particulière ; elle était fortement acide et d'une densité relativement élevée (1,026) ; elle ne contenait ni sucre, ni albumine. Quant au dépôt, il était entièrement constitué par des urates.

Cette fois le diagnostic n'était plus douteux, il s'agissait bien là d'une lithiase urique, et les vives douleurs dont l'enfant se plaignait de temps à autres n'étaient que des coliques néphrétiques. Le traitement était tout indiqué ; nous prescrivîmes l'exercice, la gymnastique, un régime un peu azoté, les bains alcalins et l'eau de Contrexéville.

Sous l'influence de ces moyens l'amélioration ne se fit pas attendre, les urines devinrent limpides, les forces revinrent, les crises douloureuses diminuèrent d'intensité, puis disparurent définitivement; enfin je cessai de voir le petit malade au mois de mars 1875, le considérant comme à peu près guéri, et après avoir recommandé aux parents de le conduire à Contrexéville.

Je l'ai revu au mois d'avril dernier, c'est-à-dire deux ans après ma dernière visite, la guérison ne s'est pas démentie, la taille s'est redressée, les douleurs rénales n'ont plus reparu.

RÉFLEXIONS. — Cette observation est remarquable à plus d'un titre, ce qui frappe tout d'abord, c'est le mode de début de la maladie et l'apparition d'une déviation de la taille au milieu de signes qui rappelaient à s'y méprendre les symptômes initiaux de la maladie de Pott. Aussi n'y a-t-il pas lieu de s'étonner de l'erreur du premier médecin consulté par les parents du petit malade. L'existence d'une douleur lombo-abdominale a seule attiré l'attention du côté des reins, et c'est sur ce signe un peu vague que M. Paulet a pu diagnostiquer l'existence d'une affection rénale, diagnostic vérifié par l'examen clinique et histologique des urines. Un autre caractère à signaler, c'est, outre la scoliose de la région dorsale, la saillie de la première apophyse épineuse lombaire qui rendait comme on le voit le diagnostic encore plus difficile ; nous retrouverons dans les autres observations cette coexistence d'une cyphose et d'une scoliose dans la région déviée. Enfin le diagnostic une fois établi et le traitement usité dans la lithiase urique appliqué, on est frappé de l'amélioration de l'état général du petit malade et de la disparition rapide de toute déviation de la taille.

Obs. II. — *Lithiase urique avec coliques néphrétiques et déviation de la taille, prise et traitée pour un mal vertébral de Pott.* Dr BLOCH (communiquée à la Société de chirurgie par M. PAULET. Séance du 23 mai 1877).

Fernand L...., âgé de 11 ans, lymphatique, sans manifestations strumeuses, actuellement obèse, né d'un père rhumatisant ; plusieurs névralgies sciatiques, entéralgie et diarrhées fréquentes, migraines, douleurs musculaires et articulaires ; et d'une mère également arthritique : névralgies intercostales, diarrhées rebelles, urines chargées d'urates, coliques néphrétiques.

L'enfant a eu, à l'âge de 6 ans, des douleurs de reins qui l'ont forcé à garder le lit pendant 15 jours.

Il a été traité à cette époque par des applications irritantes, comme pour une douleur rhumatismale.

Ces accidents ne reparaissent que 3 ans plus tard, vers le mois de janvier 1875.

Les douleurs sont très violentes. L'enfant se rappelle et me raconte qu'en classe il *se tordait sur son banc.*

Il maigrissait, il avait peine à marcher longtemps, on s'aperçoit qu'il *se tient mal.* Le traitement consiste, comme la première fois, en emplâtres, liniments excitants, etc...

En juin 1875, le père du malade, inquiet de la persistance de l'affection, de l'amaigrissement, de la déviation de la taille de son fils, écrit au médecin du collège d'examiner son enfant nu.

Le Dr M... se rend à cette demande, et répond immédiatement qu'il faut venir chercher le malade sans retard et le conduire chez le Dr B..., disant qu'il a constaté une déviation de la colonne vertébrale, causée par une affection osseuse avec saillie de deux apophyses épineuses.

On consulte le Dr B... qui affirme l'existence du mal de Pott, ordonne un repos absolu, des phosphates, une alimentation fortement tonique, un corset, etc.

Le Dr de S... consulté presque en même temps porte le même diagnostic et indique un traitement semblable, à cette différence près, que le repos qu'il impose est un peu moins sévère que dans la consultation du Dr B...

C'est à cette époque que je vois l'enfant pour la première fois. Je constate aisément la déviation de la colonne vers la gauche, et la saillie des deux dernières apophyses épineuses dorsales.

La pression sur les vertèbres n'était pas douloureuse et ne l'a jamais été. Les douleurs spontanées étaient peu vives, mais la faiblesse était grande, ainsi que la difficulté de la marche et même de la station debout.

Tout en rassurant les parents et en leur faisant espérer qu'il ne s'agissait pas du mal de Pott, j'avoue que devant l'autorité des deux chirurgiens qui avaient donné leur avis, je restais fort perplexe. N'ayant pas assisté à une attaque de douleur vive, je ne savais à quoi attribuer le mal, et la seule pensée qui me vint, était que nous avions affaire à une déviation par contracture musculaire. L'enfant fut réduit à l'immobilité, et resta couché presque absolument pendant 18 mois.

Il n'eut pas de douleurs tout ce temps et engraissa peu à peu, son appétit se maintint excellent, on le conduisit plusieurs fois chez le Dr B... La déviation semblait s'atténuer peu à peu, ce que l'honorable chirurgien attribuait au traitement.

En décembre 1876, sans cause appréciable, survinrent de

nouvelles douleurs, d'abord sourdes et qui augmentaient lorsqu'on promenait l'enfant en voiture, seul exercice qui lui fût permis.

Le Dr B. . attribua le retour des accidents à un relâchement dans le régime qu'il avait prescrit et maintint son diagnostic. Les douleurs, malgré un repos plus rigoureux que jamais, durèrent tout le mois.

On m'appela vers la fin de décembre. J'examinai l'enfant, je constatai de nouveau l'insensibilité des vertèbres proéminentes, l'absence de douleur ou de gonflement dans les fosses iliaques, et j'attribuai le mal à des coliques néphrétiques. J'ordonnai l'eau de Contrexéville, et je parlai de bains qu'il serait utile de commencer bientôt, malgré la proscription formelle du Dr B....

Les douleurs diminuèrent assez rapidement, on me rappela vers la fin de janvier 1877. L'enfant souffrait horriblement. Il ne pouvait faire aucun mouvement, il avait perdu entièrement l'appétit et le sommeil.

J'affirmai de nouveau et résolument le diagnostic, coliques néphrétiques ; je prescrivis l'eau de Contrexéville à prendre d'une façon régulière, l'application de chloroforme sur les reins et, devant l'hésitation anxieuse de la famille, décidé à chercher cette fois un arbitrage sans réplique, je priai M. le professeur Verneuil de venir examiner mon malade.

La consultation eut lieu le 24 janvier.

M. Verneuil fit asseoir l'enfant dans son lit, ce qui fut difficile à obtenir, et causa de grandes souffrances au petit malade ; le moindre mouvement le faisait gémir.

La palpation des reins, du rein gauche surtout, donna un résultat saisissant ; l'enfant poussait un cri à la moindre pression. Inversement aucune douleur aux apophyses épineuses, pas plus qu'en avant dans la profondeur des fosses iliaques.

A la suite de cet examen, M. Verneuil affirma que la colonne vertébrale était intacte, et que tout le mal venait des reins, du rein gauche surtout, qu'il fallait donc cesser immédiatement tout traitement d'un prétendu mal de Pott, et qu'après l'examen des urines (je ne trouvai à l'analyse que des urates), il fallait instituer le traitement de la lithiase existante.

Il me conseilla de faire des injections hypodermiques de morphine, de continuer les applications de chloroforme, l'eau de Contrexéville, de commencer les bains alcalins, l'eau de Vichy, s'il s'en présentait l'indication spéciale après analyse, d'interrompre le régime tonique de l'enfant, et de lui faire faire des promenades progressives aussitôt que possible et des exercices gymnastiques, après cessation de l'accès.

Les douleurs vives cédèrent rapidement. La gêne persista pendant une quinzaine et durait encore lorsque M. Verneuil revint au bout de ce temps.

Cette fois il amenait avec lui M. le professeur Paulet. Ils avaient été déjà témoins ensemble d'un cas semblable.

J'ai revu le petit malade. Il va rentrer au collège, il ne porte plus de corset. Sa taille est à peu près redressée, l'urine est claire, l'obésité causée par l'immobilité diminue peu à peu.

Le traitement est continué avec des repos de plus en plus longs.

RÉFLEXIONS. — Cette observation bien que présentant plusieurs points de ressemblance avec la première, s'en distingue par la persistance des douleurs dans la région lombaire, surtout vers la fin de la maladie. L'immobilisation pendant un temps assez long ne produit aucune amélioration. Ici ce n'est plus une apophyse épineuse isolée qui fait saillie, mais les deux dernières apophyses dorsales, alors que dans l'observation précédente il y avait saillie de la première lombaire. Le sens de la courbure de la colonne est toujours le même, bien que la douleur fût plus accusée à gauche qu'à droite. Un autre caractère sur lequel il est bon d'attirer l'attention, c'est la difficulté de la marche.

Le traitement de la lithiase urique n'a pas produit une amélioration aussi rapide que chez le petit malade de l'observation I, mais il n'en a pas moins été suivi de la disparition de tout accident.

Obs. III. — *Déviation latérale de la colonne vertébrale survenue au cours d'une lithiase rénale, persistant pendant deux mois et disparaissant avec le traitement des accidents douloureux de la lithiase.* (Communiquée par notre ami R. Marquezy, interne des hôpitaux.)

Louis V..., âgé de 15 ans, entré le 6 septembre 1887 dans le service de M. le Dr Ballet, à l'hôpital Broussais.

Antécédents héréditaires. — Nuls.

Antécédents personnels. — Le malade a habité un pays de marais avec fièvres intermittentes, bonne santé antérieure, scarlatine à l'âge de six ans, il est très nerveux, irritable, mais n'a jamais eu d'attaques de nerfs.

Le 15 août, il a ressenti une violente douleur dans le côté droit. Douleur survenue sans motifs, le malade n'avait fait aucun effort, ni reçu de coups, cette douleur reste localisée au côté droit pendant trois ou quatre jours, sous le rebord des fausses côtes et sur la ligne axillaire.

Le malade est obligé de s'aliter deux jours après le début des douleurs, il existe à ce moment une gêne extrême de la respiration et une difficulté très grande de la marche.

En même temps on remarque une notable élévation de la température, ayant débuté avec la douleur et ayant duré six jours, pendant lesquels on a fait prendre à l'enfant du sulfate de quinine.

19 août. Frictions au niveau du point douloureux avec de l'essence térébenthine, le malade ne souffre pas, peut se lever, la fièvre a presque disparu.

Le 20. La douleur fait de nouveau son apparition, c'est une douleur diffuse existant au niveau des reins, des deux côtés, passant d'un côté à l'autre, demeurant vague pendant deux jours pour se localiser de nouveau au côté droit. En même temps disparition de la fièvre ; on applique un vésicatoire à droite, mais les douleurs persistent. Le malade est agité, incapable de trouver une bonne position, se lève, se couche, mais n'ayant plus de fièvre, il ne garde pas le lit d'une façon continue.

Le 24. Le malade, étant assis sur le coin d'une table, se baisse, fait un effort violent du bras droit pour frapper un de ses frères, aussitôt il ressent une douleur violente à droite, au point où il souffrait antérieurement.

Le 25. Dix jours après le début des premiers accidents, on constate une attitude vicieuse du tronc, alors qu'antérieurement le malade n'avait aucune déviation de la colonne vertébrale, l'enfant marchait alors simplement un peu courbé « *comme un homme qui a un lumbago* », dit le père.

Depuis cette époque l'attitude vicieuse a considérablement augmenté, la douleur a au contraire beaucoup diminué et disparaît totalement par moment.

6 septembre. Les parents, sur le conseil de leur médecin, amènent le petit malade à Paris pour consulter ; ce qui les nquiète surtout, c'est la flexion de la colonne vertébrale, ils ont peur que l'enfant ne reste infirme.

Louis V... est un enfant petit, chétif, paraissant moins que son âge. Le facies est pâle, les traits tirés. La mère dit qu'il a beaucoup maigri depuis quinze jours ; très impressionnable, il lui a déclaré qu'il se tuerait s'il devait rester contrefait.

Actuellement la douleur est peu intense, nulle au lit elle apparait quand le malade se lève ou est assis et augmente dans la station verticale. Douleur dans la région lombaire et dans la région des hypochondres sans que le malade puisse la localiser. Douleur vague, sensation de fatigue.

Si on examine le malade debout on constate :

1° Que l'enfant est incliné en avant, le tronc fléchi légèrement sur le bassin en avant et à droite.

2° L'existence d'une déviation latérale de la colonne verté-brale formant une convexité gauche, très accentuée dans sa partie inférieure, le maximum de la courbure correspondant à la partie supérieure de la crête iliaque.

3° Un abaissement du pli fessier à droite.

4° Une flexion légère de la cuisse sur le bassin à droite et l'épine iliaque antéro-supérieure de ce côté paraît sur un plan plus antérieur qu'à gauche.

5° Une inclinaison du bassin à droite, de telle façon qu'il semble y avoir allongement apparent de la jambe de ce côté.

Les muscles des masses sacro-vertébrales forment une sail-lie assez notable du côté gauche, surtout au-dessus de la crête iliaque, ils sont durs à la palpation de ce côté dans toute la hauteur jusqu'au niveau de l'épine de l'omoplate.

Si on examine l'enfant couché, on trouve une légère incli-naison du corps à droite avec flexion peu prononcée du tronc sur le bassin. Tous les mouvements de l'articulation de la hanche sont possibles et non douloureux. La jambe droite n'a pas d'attitude spéciale, pas de rotation, d'adduction ni d'abduc-tion. Dans la marche cependant, le malade immobilise sa cuisse sur son bassin et porte toujours la jambe gauche en avant la première, en tirant à lui la droite.

L'exploration de la région rénale en arrière n'est pas doulou-reuse, sauf en un point limité, au-dessous de la douzième côte droite.

Examen des organes. — *Tube digestif.* — La langue n'est pas saburrale, pas de troubles des fonctions digestives, pas d'alternatives de diarrhée et de constipation, selles régulières, pas de douleurs spontanées dans le ventre. La palpation abdo-minale est très peu douloureuse, mais le malade se raidit, con-tracte tous ses muscles abdominaux au niveau de la fosse iliaque gauche, la palpation est douloureuse quand on exerce une pression profonde ; il en est de même, mais d'une façon moins accusée à droite. Le ventre est ballonné sans irrégularités à la surface ni circulation supplémentaire. La pression suivie de retrait rapide de la main, est douloureuse sur toute la surface de l'abdomen.

Poumons. — Quelques frottements en arrière et à droite. Pas de dyspnée, jamais de toux ni d'oppression, pas d'expectoration. Très léger œdème de la paroi thoracique à droite sur la ligne axillaire au niveau des derniers espaces intercostaux. Pas de douleur sur le trajet du phrénique ou par refoulement des organes abdominaux vers la cage thoracique.

L'exploration de la paroi thoracique droite révèle par la pression une douleur extrêmement intense au-dessous de la douzième côte de ce côté. A l'auscultation on trouve quelques râles de congestion à la partie inférieure du poumon droit. A la percussion, submatité légère à la base du côté droit.

Cœur. — Battements bien frappés, mais premier bruit un peu plus prolongé à la pointe qui bat dans le cinquième espace.

Urines. — Pas d'albumine, ni de sucre, examen incomplet. On donne au petit malade, sulfate de quinine 0,60 centigrammes et 6 gouttes de liqueur de Fowler.

Le 8. Température élevée 39°,4, anorexie, langue légèrement sabburale, pas de douleur quand le malade est au lit. La déformation est plus accentuée que les jours précédents.

Le 9. Température 39°,2, pas d'amélioration.

Le 12. La température s'est abaissée progressivement et est redevenue normale, l'appétit est un peu meilleur. Il existe de la douleur au niveau du rein droit, la pression sous la dernière côte est toujours très douloureuse du même côté, il existe également une légère douleur spontanée et à la pression dans la fosse iliaque gauche ; pas de constipation.

Le 14. Le malade urine environ 1100 grammes de liquide. Coloration verdâtre des urines au moment de l'émission, au repos, dépôt blanc peu abondant qui, examiné au microscope, renferme des leucocytes en petit nombre et un grand nombre de corpuscules que M. Ballet compare à des champignons microscopiques.

Le 15. Urines très peu abondantes (600 gr.) extrêmement colorées, urates en grande quantité.

Le 16. Le malade est pris presque subitement de douleurs extrêmement violentes dans les reins des deux côtés, se propageant le long des uretères. Il reste toute la journée sans uriner ; dans la soirée il urine 150 gr. environ et émet quelques gouttes de sang à la fin de la miction. On le sonde et cette manœuvre reste sans résultat.

Le 17. Le malade n'a pas uriné depuis hier, il y a anorexie complète, il vomit son lait. Il existe de la douleur à la pression surtout au niveau de l'hypochondre gauche, pas de douleurs spontanées. A droite la pression de la région de l'hypochondre n'est plus douloureuse, il existe en outre un ballonnement du ventre assez marqué, et l'exploration de l'abdomen est difficile à cause de la contraction des muscles abdominaux. Pas de douleur dans le bas-ventre, pas de matité vésicale, pas d'envies d'uriner.

Le petit malade vomit son lait et son bouillon ; pas de diarrhée, pas de céphalalgie, haleine fétide, langue saburrale.

M. Ballet prescrit un grand bain d'une heure et le malade urine quelques gouttes dans son bain.

Le 18. L'état général est meilleur, les forces sont moins déprimées, le malade a vomi une seule fois ; l'appétit n'est pas entièrement aboli, mais très diminué. Depuis le bain de la veille, l'enfant n'a pas uriné ; le ventre est ballonné, pas de matité vésicale, pas de besoin d'uriner. Aucune douleur à la palpation de la région rénale droite en arrière, ni en avant, mais la palpation à gauche et en avant est un peu douloureuse. La matité rénale n'est pas augmentée.

Traitement : chiendent nitré comme tisane et cataplasmes laudanisés.

Le 19. L'enfant urine 4 litres d'un liquide clair et limpide. Le malade est beaucoup mieux, pas de douleurs dans les reins. La déviation de la colonne vertébrale est moins accusée.

Le 20. Urine, 4 litres et demi, le ventre est plus souple, beaucoup moins ballonné, la bouffissure de la face a disparu : pas de douleur à la pression dans les hypochondres, pas d'albumine dans les urines.

Le 21. 3 litres d'urine claire et limpide, l'appétit est revenu. Toute douleur a disparu. La déviation est peu accusée, mais les mouvements de la jambe droite sont toujours un peu plus difficiles.

Son état s'améliorant de jour en jour, l'enfant quitte l'hôpital à la fin de septembre, la déviation de la colonne vertébrale a presque complètement disparu.

19 octobre. L'enfant revient à l'hôpital voir M. Ballet, il est complètement droit, se plaint seulement d'éprouver de temps à autre un peu de douleur au niveau de la région lombaire et entre les deux omoplates ; l'appétit est bon.

Réflexions. — Cette observation nous montre que la déviation ne survient pas en même temps que les douleurs, dans le cas présent on ne l'a vue apparaître que dix jours après le début des accidents. Le malade, après avoir eu pendant quelques jours une élévation de température assez notable, était dans un état relativement assez satisfaisant lorsqu'il est entré à l'hôpital, mais quelques jours après sont survenues des crises douloureuses. Ici il n'y a pas à s'y méprendre sur la nature de ces crises, car elles ont présenté les caractères principaux de la colique néphrétique. D'ailleurs jusqu'à l'apparition des coliques néphrétiques le diagnostic de l'origine de la déviation était incertain. D'après les renseignements qui nous ont été fournis par M. Marquezy, nous savons que M. Ballet avait pensé tout d'abord à une coxalgie, l'enfant éprouvant une certaine difficulté dans la marche ; une exploration minitieuse de la hanche avait fait écarter l'idée de coxalgie. On avait pensé ensuite à une contracture hystérique, mais là encore on avait recherché en vain les stigmates caractéristiques et M. Ballet se basant sur la rareté extrême de la contracture des muscles sacro-lombaires isolée, avait écarté ce diagnostic.

On avait agité également la question de l'existence d'une péritonite tuberculeuse au début ou d'une pleurésie diaphragmatique avec phénomènes réflexes, lorsque les symptômes du côté des reins se sont accentués et ont permis de rattacher la déviation à sa véritable cause. Comme les précédentes elle a disparu avec les accidents de lithiase urique.

Les caractères présentés par la courbure étaient un peu différents de ceux offerts par la déviation dans les observations précédentes. Il y avait inflexion en masse de toute la partie inférieure de la colonne à convexité gauche, mais en même temps il existait une inclinaison du bassin à droite. Pas d'apophyse épineuse plus saillante que les autres, mais le malade légèrement incliné en avant présentait un certain degré de cyphose.

Le malade n'ayant pas uriné pendant 48 heures, cela nous permet de dire que les deux reins étaient malades, ce qui explique pourquoi la douleur qui existait d'abord très marquée à droite s'est fait sentir également à gauche. Au cours des crises douloureuses éprouvées par le malade la déviation a paru plus accentuée.

Dans l'observation qui va suivre il ne s'agit plus seulement d'une lithiase urique simple, mais de lithiase avec périnéphrite ; elle nous servira de transition pour arriver aux cas de déviation au cours d'un abcès périnéphrétique.

Obs. IV (personnelle). — *Abcès périnéphrétique avec crises douloureuses et déviations du rachis, pris pour un mal vertébral de Pott. Incision. — Guérison.* (Publiée précédemment in *Gazette médicale de Paris*, n° du 30 octobre 1886.)

Ernest X..., 11 ans, tempérament lymphatique.

Antécédents héréditaires. — Père rhumatisant : plusieurs névralgies sciatiques, coliques hépatiques, entéralgie, douleurs articulaires. Mère : migraines fréquentes, accidents goutteux, concrétions uratiques dans les articulations des doigts, coliques hépatiques.

Antécédents personnels. — A trois mois, sable dans les urines de la valeur d'une cuiller à café. Enfance facile, mais constitution délicate cachée sous une apparence de bonne santé : souvent du sable dans les urines. En juillet 1880, ictère pendant huit jours. En novembre 1882, occlusion involontaire des paupières lorsque l'enfant lisait ou regardait un tableau. Fatigue de la vue. En tout temps moiteur de la face palmaire des mains.

Description de la maladie. — En mai et juin 1883, l'enfant éprouve une fatigue générale : il se plaint de lassitude surtout en sortant de classe. Son appétit diminue, il perd son entrain au jeu et éprouve une certaine lourdeur dans les jambes. Examiné à cette époque par le médecin de la famille, il est soumis à deux reprises différentes au traitement hydrothérapique, mais ce traitement ne produit pas le résultat espéré et semble au contraire aggraver cet état de lassitude générale. L'enfant est très fatigué à la fin de l'année scolaire et pendant la première partie des vacances ; son état ne s'améliore qu'au mois de septembre.

En octobre 1883, l'enfant rentre au lycée Condorcet. Peu de temps après la rentrée, il fait une chute sur les reins en sortant de classe. Peu après cette chute, il éprouve une indisposition qui l'oblige à s'absenter du lycée pendant huit jours. Ses études reprises, il est forcé d'abandonner la gymnastique qui le fatigue beaucoup ; chaque soir, en sortant de classe, il se plaint de lassitude, il peut à peine lever les pieds en marchant ; a quotidiennement mal à la tête et se plaint toujours du froid aux pieds.

Ce malaise général s'accentuant, il est forcé de quitter définitivement le lycée.

Le 25 décembre 1883, la fièvre fait son apparition ; les accès commencent tous les soirs à quatre heures et demie pour se terminer vers sept ou huit heures. On administre à l'enfant du sulfate de quinine : ces accès persistent pendant plusieurs semaines.

Au mois de février 1884, apparition d'un point douloureux d'abord mal déterminé ; en percutant un peu en dehors de la première vertèbre lombaire et de la douzième dorsale à gauche, on détermine une violente douleur qui fait pâlir le petit malade. On applique des pointes de feu sur le point douloureux sans arriver à un résultat satisfaisant.

En même temps que ce point douloureux, apparition d'un point pleurétique du côté droit qui persiste jusqu'au mois de septembre 1884. Dans le milieu de ce même mois de février présence de sable dans les urines ; à l'analyse on trouve des urates et des cristaux de phosphate de chaux.

27 août 1884. Douleurs très vives du côté des reins, ces douleurs durent de sept heures du soir à une heure du matin. L'enfant est couvert de sueur ; il éprouve de légers frissons, la douleur s'irradie le long des uretères de la région lombaire à la région inguinale.

Dans la première semaine de septembre, douleurs semblables aux précédentes de sept heures du soir à deux heures du matin ; l'enfant était alors en province, le médecin qui le soignait attribuait ces douleurs à des coliques néphrétiques. A la suite de ces crises douloureuses l'enfant se courbe tout à coup en marchant. Le lendemain apparition de sable jaune dans les urines, les douleurs cessent, l'enfant se redresse et marche sans fatigue.

7 septembre. Il fait une course de 6 kilomètres sans éprouver la moindre fatigue, le 8 fait de la gymnastique. Le 9 septembre les douleurs reparaissent, l'enfant se courbe en deux, son attitude ressemble à celle des vieux paysans qui ont longtemps travaillé la terre.

Vers la fin du mois de septembre, la mère du petit malade s'aperçoit que la colonne vertébrale se mettait en cyphose dans la région lombaire. « Cela, nous dit-elle, est venu gra- « duellement, a commencé par une vertèbre qui était plus « saillante que les autres, puis deux, puis trois et enfin cinq ».

20 octobre. L'enfant étant dans les environs de Bourges, on le conduit chez un médecin de cette ville, le Dr D... qui porte le diagnostic mal de Pott, prescrit l'immobilisation, un régime tonique et conseille de faire porter un corset à l'enfant.

Quelques jours après, le petit malade revient à Paris. A partir de ce moment, ami de la famille, nous le voyons journellement. Il est alors courbé en deux, les apophyses épineuses des vertèbres lombaires font une saillie assez prononcée en arrière sur la ligne médiane. La colonne vertébrale n'est point doulou- reuse à la percussion ; il existe seulement un point douloureux à la partie supérieure de l'échancrure costo-iliaque gauche, un peu en dehors de la colonne. La santé générale ne paraît pas altérée, l'appétit est un peu diminué ; l'enfant ne tousse pas, mais il se plaint d'une grande lassitude et de plus présente une légère rétraction de la cuisse gauche, sa marche rappelle celle des malades atteints de sciatique ; la cuisse est légèrement flé- chie sur le bassin et la jambe sur la cuisse.

4 novembre. Le malade a de nouveau des douleurs très vives du côté des reins avec irradiation le long des uretères. A cette époque, l'enfant est vu successivement par le docteur Piogey, puis par MM. de Saint-Germain et Leblond qui font du petit malade un examen approfondi ; au cours de leur examen ces messieurs endorment l'enfant et sous l'influence de la chlorofor- misation le rachis semble reprendre sa rectitude naturelle.

Cependant, se basant sur l'affaiblissement du malade et sa

difficulté à marcher, ces trois médecins inclinent à porter le diagnostic mal de Pott. M. de Saint-Germain reconnaît néanmoins que ce n'est pas là un diagnostic certain, car.le malade n'offre pas tous les symptômes classiques de cette affection, aussi fait-il des réserves en faveur de l'existence d'une ostéomyélite vertébrale. Il conseille l'emploi de la gouttière de Bonnet, condamne l'enfant à un repos absolu et le soumet à un régime tonique, chlorhydro-phosphate de chaux, etc.

Le 9. L'enfant se met au lit et y reste pendant environ trois semaines.

Au bout de quelques jours de repos, la colonne vertébrale qui était restée jusque-là en cyphose se met tout à coup en scoliose à droite, dans son tiers inférieur d'une façon très notable. Le lendemain elle reprend sa position primitive et à partir de ce moment, varie fréquemment de position, ce qui faisait dire au petit malade que sa « *colonne était en caoutchouc* ».

L'enfant marche avec difficulté surtout le matin au lever, on trouve alors une scoliose droite assez prononcée, avec un peu d'exercice la marche devient plus facile.

Quand l'enfant est dans la position accroupie, la colonne vertébrale est dans sa rectitude naturelle ; de même si on exerce une traction continue et modérée sur la jambe gauche la scoliose disparaît. Il y a une légère ascension du bassin du côté gauche. la hanche gauche paraît plus élevée que la droite et il semble y avoir une légère rétraction du membre inférieur de ce côté.

Au commencement de 1885 surviennent de nouveau, pendant une journée entière, de très vives douleurs du côté des reins ; puis de nouveaux symptômes font leur apparition.

L'état général, qui avait été jusqu'alors satisfaisant, commence à s'altérer ; le petit malade perd l'appétit, il a de légers frissons le soir avant de se coucher. Il présente un point douloureux assez marqué, un peu en dehors de la colonne à gauche, au niveau du triangle de J.-L. Petit.

20 janvier. Il existe un certain empâtement à ce niveau.

Le 27. Au lever de l'enfant, on constate la présence d'une

grosseur assez volumineuse toujours au même niveau. Application de cataplasmes pendant une partie de la journée. Disparition complète de la grosseur mais œdème, remontant des deux côtés du rachis jusqu'à la région scapulaire, plus marqué à gauche. Le lendemain tout avait disparu.

Trois jours après, sortie en voiture ; l'enfant marche pendant quelques minutes, se trouve très bien, son dos est souple, la colonne est dans sa rectitude normale. Le lendemain matin, réapparition de la grosseur qui augmente graduellement. Il y a un peu d'empâtement à droite comme à gauche.

4 février. Le Dr J... prescrit une application de teinture d'iode et, sous l'influence de cette médication, la grosseur semble diminuer un peu. L'enfant est condamné au repos absolu.

En examinant le malade, les deux mains placées l'une en avant, l'autre en arrière de l'échancrure costo-iliaque gauche, nous parvenons à sentir de la fluctuation en arrière, au niveau du triangle de J.-L. Petit.

Il y a en même temps un peu de douleur dans la fosse iliaque gauche, ce qui nous donne à penser que nous avons affaire à un abcès périnéphrétique, à marche lente, venant faire saillie en arrière dans la région lombaire. Nous faisons part de nos soupçons à notre excellent maître et ami, M. le Dr Bouilly, chirurgien des hôpitaux, qui consent à venir voir le malade le 14 février.

M. Bouilly fait asseoir l'enfant dans son lit, percute avec force tout le long de la colonne vertébrale sans provoquer la moindre douleur. Au contraire quand on applique légèrement la main du côté du rein gauche, le malade accuse de vives douleurs. Du côté du rein droit, pas de douleurs, non plus que du côté des apophyses épineuses de la région lombaire. La colonne vertébrale qui est en scoliose à droite, est très mobile et ne présente en rien la raideur caractéristique qu'elle offre dans le mal de Pott. Il n'y a pas de pus dans les urines.

A la palpation, M. Bouilly perçoit de la fluctuation en arrière dans la région lombaire, et en avant dans la fosse iliaque gauche. Il existe une sensibilité assez vive dans la région innervée par le nerf crural, en même temps qu'une légère flexion de la cuisse.

En face de ces symptômes, M. Bouilly écarte tout d'abord l'hypothèse de l'existence d'une maladie de Pott et d'un abcès ossifluent en se basant, pour le premier point, sur l'absence de douleurs du côté de la colonne vertébrale et sur sa mobilité, et, pour le second point, sur le siége de la tumeur qui vient faire saillie à quatre travers de doigt en dehors du rachis.

17 février. Une ponction exploratrice est faite avec l'appareil Dieulafoy et on retire environ un demi-litre de pus.

Après cette ponction l'abcès paraît diminuer de volume ; la fluctuation est moins nette. Mais huit jours après, l'abcès ayant repris son volume primitif, M. Bouilly prend le parti de l'inciser.

L'opération est faite le 26 février.

L'enfant est chloroformisé par M. le Dr Coudray.

M. Bouilly fait une incision dans une étendue de 6 à 8 centimètres, le long du bord externe de la masse sacro-lombaire, couche par couche jusqu'à la collection. L'abcès largement ouvert dans une étendue à peu près correspondante à l'incision du tégument, il arrive dans une poche assez considérable, occupant l'atmosphère celluleuse du rein et se prolongeant en bas jusque vers l'arcade fémorale. Par une exploration minutieuse de cette poche, le doigt introduit profondément dans la plaie, M. Bouilly reconnait que les vertèbres voisines, l'os iliaque et le rein gauche sont sains. Le pus qui sort de l'abcès présente une coloration jaune verdâtre et renferme quelques caillots hématiques. On procède au raclage de la poche, puis après un lavage fait en injectant une solution à 5 pour 100 de chlorure de zinc, un gros tube à drainage est placé dans la partie la plus déclive de l'incision. L'orifice de la plaie est bourré de gaze iodoformée et recouvert d'un pansement de Lister ; le pansement est renouvelé tous les deux jours.

L'enfant à son réveil, accuse d'assez vives douleurs du côté de la plaie, douleurs s'irradiant dans la cuisse gauche, dans toute l'étendue de la sphère du nerf crural ; mais ces douleurs ne tardent pas à disparaître.

Pendant les premiers jours qui suivent l'opération, la température est normale, l'appétit bon et les fonctions digestives s'accomplissent d'une façon régulière ; après chaque pansement, on raccourcit le drain qui est retiré le 10 mars.

A cette époque, la température qui avait évolué, jusque-là, autour de la normale monte brusquement à 38°,5 et atteint 39°,2 ; ne trouvant rien du côté de la plaie qui put expliquer l'ascension de la température, M. Bouilly examine l'enfant de concert avec M. le Dr Lacombe appelé en consultation. Ce dernier trouve des signes assez nets de pleurésie sans épanchement à gauche, prescrit un vésicatoire et un purgatif, à la suite de cette médication la température ne tarde pas à redevenir normale.

30 mars. La plaie est en partie fermée ; la colonne vertébrale qui était restée en scoliose, pendant les quatre ou cinq premiers jours qui ont suivi l'opération, est dans sa rectitude naturelle. La santé générale est excellente. L'enfant mange bien, il n'y a pas de suppuration ; les bourgeons sont de bonne nature. A cette époque M. Bouilly cesse de voir le petit malade qui, le 10 avril, six semaines après l'opération, est en état d'être transporté à la campagne.

La plaie tarde cependant à se fermer ; nous voyons le malade le 31 mai, l'état général est bon, mais il existe encore un trajet fistuleux laissant écouler un liquide séreux inodore. Nous injectons dans ce trajet quelques gouttes de teinture d'iode, ces injections sont renouvelées tous les deux jours pendant un mois, l'orifice fistuleux s'obture peu à peu. Sur ces entrefaites le malade va faire une saison aux eaux de Bourbon-l'Archambault et, sous l'influence de cette cure, la cicatrisation ne tarde pas à être complète.

Dans le courant du mois d'août les crises douloureuses du côté des reins font leur réapparition, la colonne vertébrale s'incurve de nouveau dans la région lombaire; mais, au bout de quelques jours, les douleurs disparaissent et tout rentre dans l'ordre.

Au mois de septembre, l'enfant marche comme tout le monde, il se tient droit, la santé générale est excellente. Nous avons revu cet enfant à plusieurs reprises différentes : en janvier 1886, en juillet de la même année, et dans le courant de 1887 ; aucun des accidents signalés au cours de notre observation n'a reparu.

RÉFLEXION. — Les caractères présentés par la courbure du rachis dans cette observation sont des plus variées : en effet dans les observations précédentes la déviation avait paru persister au même degré pendant toute la durée de son existence et offrir dès son apparition ses signes distinctifs. Ici rien de pareil, l'enfant se courbe une première fois au commencement de septembre 1884, à la suite d'un accès de colique néphrétique, les douleurs de la colique disparues sa taille se redresse pendant quelques jours et il marche naturellement. Au bout de peu de temps les douleurs reparaissent et la colonne vertébrale de l'enfant se met en cyphose, il y a graduellement saillie des apophyses épineuses de la région lombaire. La déviation rachidienne conserve ce caractère jusqu'au mois de novembre et alors elle se met brusquement en scoliose à droite tout en conservant un certain degré de cyphose ; nous retrouvons donc à ce moment cette coexistence de la cyphose et de la scoliose rencontrée chez les malades des trois premières observations. Si nous rapprochons l'apparition de la scoliose à convexité droite du début des symptômes révélateurs d'un abcès périnéphrétique siégeant à gauche, nous sommes porté à considérer cet abcès comme la cause de la déviation latérale de l'épine dorsale.

Les muscles situés au voisinage de l'abcès sont entrés en contraction pour éviter toute compression douloureuse du foyer purulent et la taille s'est déviée d'une façon instinctive du côté malade. Plus les douleurs étaient vives, plus la déviation était marquée, venaient-elles à disparaître, l'enfant se redressait instantanément. Il y avait là quelque chose d'analogue à ce qui se passe dans le torticolis ; aussi en publiant cette observation dans la *Gazette médicale* émettions-nous l'hypothèse de l'existence d'une sorte de *torticolis lombaire* semblable à celui que l'on rencontre si fréquemment dans la région cervicale. C'est également sous le nom de torticolis lombaire que M. Grancher a rangé les accidents présentés par la petite malade de l'observation VIII.

La preuve que la déviation du rachis dans notre observation était bien sous l'influence d'une contraction ou contracture réflexe et momentanée des muscles de la masse sacro-lombaire et des muscles abdominaux c'est que la courbure disparut au cours de la chloroformisation qui annihilait l'élément douleur, point de départ du réflexe. D'ailleurs une fois l'abcès ouvert toute déformation disparut et ce n'est qu'au mois d'août 1885, six mois après l'opération que des accidents douloureux du côté des reins ayant reparu, l'enfant fut de nouveau courbé pendant quelques jours.

Les deux observations qui vont suivre concernent deux cas de cyphose de la région lombaire et dorso-lombaire au cours d'un abcès périnéphrétique ; sans manifestations du côté de l'appareil urinaire. Dans l'une, il s'agit d'une petite fille de six ans, dans l'autre c'est un garçon de deux ans. Comme on le voit, la déformation de la taille dans les affections rénales peut survenir à tout âge.

Obs. V. — *Abcès périnéphrétique avec cyphose, de la région dorso-lombaire.* — V. P. Gibney. (*American Journal of obstet. and diseases of Women and Children, avril 1876.*)

Petite fille âgée de 10 ans, malade depuis cinq semaines. Huit jours après le début de la maladie elle a été prise de douleurs abdominales très vives, principalement dans la région lombaire avec forte fièvre et flexion de la cuisse gauche sur le bassin. Les accidents s'aggravèrent et on la présenta à l'hôpital avec une incurvation à convexité postérieure de la colonne vertébrale s'étendant de la deuxième vertèbre dorsale à la troisième lombaire. La pression au niveau des attaches supérieures du psoas et l'extension de la cuisse provoquaient de la douleur. La fluctuation ne tarda pas à devenir manifeste sur le côté gauche de la colonne vertébrale. Mais tous les symptômes disparurent à la suite d'une vomique.

Obs. VI. — *Abcès périnéphrétique.* — *Phlegmon de la cuisse gauche.* — *Cyphose de la région lombaire.* — V. P. Gibney. (*American Journal., avril 1876.*)

Garçon de 2 ans, très fort ; porte un abcès en arrière de l'articulation sacro-iliaque à gauche de la colonne vertébrale. Il y avait peu de tension, la contracture du psoas était modérée ; quelques semaines auparavant il avait commencé à avoir un peu de fièvre ; il se laissait remuer difficilement. On diagnostiqua sans hésiter un abcès périnéphrétique. Trois semaines après, on lui trouva une tuméfaction considérable au même point et une déviation de l'épine dorsale au niveau des trois dernières vertèbres lombaires. La cuisse gauche n'était plus fléchie, mais sa circonférence excédait de deux pouces 1/2 la circonférence de la cuisse droite. Lorsque disparut la tumeur lombaire, on vit apparaître de la fluctuation au côté interne du genou gauche, cependant ce phlegmon local se termina sans ouverture à l'extérieur.

Un mois après le malade était guéri. En somme le diagnostic fut celui d'un abcès périnéphrétique, suivi de phlegmon de la cuisse gauche, sans mal de Pott.

2° — Déviation de la taille au cours des affections pleuro-pulmonaires.

A côté des déviations déjà étudiées par Laënnec, Larrey, Delpech, Peyrot et d'autres, déviations connues sous le nom de *scoliose-pleurétique*, consécutives à l'empyème ouvert à l'extérieur et versant du pus par une ou plusieurs fistules très lentes à se tarir, on peut rencontrer des courbures d'origine réflexe apparaissant au début d'une pleurésie et coïncidant avec les phénomènes douloureux thoraciques.

Dans l'observation VII, nous signalons un des rares exemples de courbure rachidienne au cours d'une pleuro-pneumonie, persuadé que l'attention une fois attirée de ce côté il sera facile d'en rencontrer de semblables.

Obs. VII (Trad. Inédite). — *Cas de courbure latérale du rachis sous l'influence d'une pleuro-pneumonie unilatérale.* — DAVID DRUMMOND. (*British. med. Journal*, p. 812, 22 novembre 1879.)

R. G..., fillette âgée de 10 ans. Quelque peu délicate, bien qu'en assez bon état, fut amenée à l'hôpital des Enfants par sa mère au commencement d'août. La mère racontait sur la maladie les détails suivants : il y a un mois, l'enfant fut prise de toux et de douleur du côté gauche, avec grande prostration, gêne légère de la respiration et fièvre.

Cette première atteinte lui fit garder le lit dix jours, et on fit venir un médecin. Celui-ci jugea inutile de garder le lit plus longtemps, et l'enfant recommença à circuler, quand sa mère s'aperçut en la baignant, que l'épaule droite était plus élevée que la gauche et que la colonne vertébrale était incurvée à droite.

En même temps, l'enfant se plaignait de nouveau de douleurs du côté gauche et recommençait à tousser.

On ne se décida à consulter pour la difformité qu'au bout de quelques jours : le premier médecin traitant ayant cessé ses soins, l'enfant fut conduite à un autre qui adressa la malade à l'hôpital des Enfants, ses parents n'ayant pas les moyens de se procurer les instruments orthopédiques nécessaires pour traiter la déviation de la colonne.

A l'examen, l'enfant étant nue, la difformité est d'emblée très visible, l'épaule droite plus haute que la gauche, le bord spinal de l'omoplate étant écarté du thorax donnant l'aspect d'une aile. La colonne présentait une courbure très nette à convexité droite dans la partie la plus élevée de la région dorsale, avec la courbe compensatrice ordinaire à gauche dans la région dorso-lombaire ; les côtes inférieures gauches étant déprimées et quelque peu rejetées en avant, effet évidemment dû à la rotation du corps des vertèbres dorso-lombaires à droite.

L'examen du thorax dénotait un engorgement du poumon gauche, rendu évident par une matité manifeste à la percussion, une augmentation des vibrations thoraciques, et de fins râles crépitants, un peu masqués par la présence d'un souffle tubaire.

On ordonna à l'enfant de l'huile de foie de morue, du sirop de Parrish, et des frictions sur la colonne vertébrale avec de l'eau salée.

L'enfant fut revu quinze jours plus tard. La colonne était tout à fait droite, l'examen le plus minutieux, en marquant à l'encre les apophyses épineuses ne dénotant pas le moindre degré d'incurvation.

On n'avait fait aucun autre traitement que celui indiqué plus haut. Le poumon était guéri, le murmure vésiculaire normal plus de matité à la percussion, douleur entièrement disparue.

RÉFLEXIONS. — Le cas rapporté par M. Drummond est assurément un de ceux où la douleur a joué un rôle important dans la production de l'incurvation spinale, car avec la disparition complète du point pleurétique, la colonne se redressa en très peu de jours. Le mécanisme de cette déviation peut s'expliquer ainsi : le côté se fixant pour empêcher autant que possible les frottements de la plèvre enflammée, l'occasion se trouve ainsi fournie aux muscles qui s'attachent aux vertèbres de les faire tourner dans le sens opposé au côté malade et d'amener ainsi une déviation latérale de l'épine dans la région dorso-lombaire. Nous ne retrouvons pas ici la cyphose qui accompagne ordinairement la scoliose dans les déviations signalées au cours des six premières observations.

3° — Déviation de la taille d'origine réflexe chez les hystériques.

Les deux dernières observations de notre thèse nous paraissent devoir être rangées dans une catégorie à part, car on ne peut leur attribuer une origine abdominale ou thoracique, elles ne peuvent donc être considérées comme des phénomènes d'ordre réflexe sous la dépendance d'une affection viscérale douloureuse. Bien qu'on n'ait pu trouver de stigmates hystériques chez la petite malade de l'observation VIII, M. le professeur Grancher a considéré la déviation rachidienne survenue chez cette enfant, comme un accident hystéro-traumatique, c'est en nous retranchant derrière sa grande autorité et en nous basant sur les points de ressemblance qu'offre cette déviation avec celles que nous avons déjà signalées que nous croyons pouvoir affirmer l'existence de déformations réflexes de la taille chez les hystériques. Il n'y a pas, en effet, chez les malades des observations VIII et IX, lieu d'invoquer une contracture de la masse sacro-lombaire d'origine centrale, car le point de départ de cette contracture parait bien évident. Dans le premier cas, c'est à une chute sur le dos que nous pouvons attribuer l'apparition de la déviation rachidienne, dans le second, la malade a ressenti pendant quelques jours une douleur très vive dans la fosse iliaque droite qui la forçait à tenir le tronc un peu incliné, sans qu'elle put se redresser volontairement. Landry dans son observation ne nous dit pas si sa malade était hystérique, mais si nous nous reportons à la disparition brusque des accidents du côté du rachis à la suite d'une émotion vive, nous pouvons affirmer qu'il s'agissait bien là d'une contracture hystérique d'origine réflexe.

Obs. VIII. — *Cyphose et scoliose dorso-lombaire. — Contracture douloureuse des muscles sacro-lombaires et abdominaux (torticolis lombaire) trois mois après une chute sur le dos.* — Communiquée par M. le professeur GRANCHER.

Cécile V..., âgée de 8 ans, entrée le 30 janvier 1888, salle Ste-Geneviève, lit n° 24, à l'hôpital des Enfants-Malades.

Antécédents héréditaires. — Père et mère bien portants.

Antécédents personnels. — Née à terme, élevée au sein par sa mère à Paris. Aucun antécédent morbide jusqu'à l'accident qui l'amène à l'hôpital et au sujet duquel la petite fille fait le récit suivant. Il y a trois mois environ, elle a fait un jour une chute en descendant l'escalier. Elle a glissé sur une marche mouillée et, comme l'eau avait été répandue par sa sœur, elle ne s'est pas plainte sur le moment même pour ne pas faire gronder cette sœur.

L'enfant est tombée en arrière et a dégringolé plusieurs marches ; mais elle ne se rappelle pas quel point de son dos ou de ses reins a supporté le plus rude choc. L'enfant s'est relevée d'ailleurs immédiatement et ne paraît pas avoir souffert les premiers temps. Au bout de six semaines environ elle eut des douleurs dans les reins, dans le dos, dans les flancs et ses douleurs ont augmenté sans cesse depuis. A part les phénomènes douloureux et les troubles de la motilité qui en sont les conséquences, l'enfant n'a aucun trouble de sa santé.

État actuel. — Fillette de taille moyenne, un peu fluette, l'air intelligent et futé, quelque chose de l'hystérique dans le regard et la physionomie ; elle répond clairement et généralement sans hésitation aux questions.

B.   4

Cependant aucun stigmate d'hystérie. Pas d'anesthésie cutanée, ni sensorielle, ni même pharyngée, pas de rétrécissement du champ visuel.

Tant que l'enfant est immobile dans son lit, elle ne souffre pas. Veut-elle s'asseoir ou changer de côté, ses douleurs apparaissent.

Quand elle essaie de marcher, la souffrance devient horrible, dit-elle ; elle ne peut marcher que très difficilement et ne peut se baisser pour ramasser un objet. Aucune trace de contusion, aucune cicatrice, la peau a sa consistance et sa souplesse normales.

Quand on procède à l'examen des régions douloureuses, l'enfant étant assise, on constate une saillie très accentuée à grande courbure de la colonne vertébrale dans les régions dorsale et lombaire. Le point culminant de la courbe répond aux apophyses épineuses des premières lombaires, mais la courbure est régulière, aucune saillie angulaire. Outre cette cyphose, il existe un certain degré de scoliose à convexité gauche dans la région lombaire, mais c'est quand l'enfant est debout que cette déviation latérale est surtout apparente. Au niveau des corps vertébraux il n'existe aucune tuméfaction, visible ni perceptible au palper ; les muscles sacro-lombaires et long dorsal font leur relief normal ; quand l'enfant est debout, ceux du côté gauche sont un peu plus saillants.

Quand on palpe ou qu'on percute la série des apophyses épineuses, on n'obtient que des renseignements incertains sur le siège et le degré de la sensation éprouvée par l'enfant. En général elle accuse une faible douleur, mais elle localise successivement celle-ci en plusieurs points différents qui correspondent tantôt aux dernières dorsales, tantôt aux premières lombaires, quelquefois aux espaces inter-épineux, mais le renseignement le plus net que fournisse l'exploration de la sensibilité de la région est une douleur constante à la pression des gouttières vertébrales au niveau des muscles sacro-lombaires.

Aucune douleur à la pression profonde des régions iliaques, aucune tuméfaction perceptible, liberté complète des mouvements des articulations coxo-fémorales. Un autre siège de douleurs sur lequel l'enfant attire souvent l'attention est la région du flanc droit, au niveau de laquelle la pression ou le pincement des masses musculaires (dernières digitations du grand dentelé, oblique et transverse) arrache des plaintes et fait venir les larmes aux yeux. Si on fait lever l'enfant, elle prend une attitude très spéciale; appuyant sa main à plat sur le flanc droit, comme pour en immobiliser les muscles, elle incline le tronc à droite et n'avance qu'à tout petits pas, tandis que son visage prend une expression d'angoisse et d'appréhension. Quand on examine de nouveau la région dorsale après quelques minutes de station, on constate que la scoliose a augmenté très notablement; la ligne des apophyses forme une courbure à convexité gauche dont le point le plus saillant est distant de quatre à cinq centimètres de l'axe médian du corps. On trouve aussi que la gouttière latérale gauche est notablement plus en relief que la droite.

Plus l'enfant reste de temps debout, plus l'inclinaison du tronc à droite s'accentue.

Quand on fait renverser l'enfant en arrière en lui plaçant la main à plat sous la région dorso-lombaire, on remarque l'absence de souplesse dans ce mouvement, la saillie cyphotique ne diminue pas.

On a constaté tous ces phénomènes à plusieurs reprises le 31 janvier et le 2 février, le 2 au soir, l'enfant déclare ne plus éprouver aucune douleur ni spontanée, ni à la pression, la scoliose et la cyphose n'ont cependant pas changé. La sensibilité est normale.

Le seul traitement suivi par l'enfant a été l'administration de deux bains sulfureux par semaine. Sur ces entrefaites elle a contracté la diphtérie, a été envoyée en convalescence à la suite de cette maladie et est revenue dans le service avec une paralysie du voile du palais d'origine diphtérique.

20 avril. La scoliose persiste encore, mais a diminué d'une façon notable, il en est de même de la cyphose ; l'enfant ne ressent plus aucune douleur du côté de la colonne vertébrale, on peut percuter avec force sur les apophyses épineuses de la région déviée, sans éveiller le moindre phénomène douloureux. La petite malade se renverse en arrière et se meut dans tous les sens sans éprouver la moindre gêne. Les douleurs qui existaient au moment de son entrée à l'hôpital n'ont jamais reparu.

Obs. IX. — *Contracture des muscles sacro-lombaire et carré des lombes (?) chez une femme qui s'était exposée au froid, le corps étant en sueur; guérison spontanée.* — LANDRY. (Recherches sur les causes et les indications curatives des maladies nerveuses. *Moniteur des hôpitaux*, 2 juillet 1855.)

X..., âgée de 18 ans, couturière, habituellement bien portante, bien constituée, passa une soirée du mois de janvier 1853 à danser dans une noce de village. Vers minuit étant en sueur, elle se retira et gagna son domicile sans aucune précaution contre la rigueur de la température ; elle se sentit prise de froid en chemin, mais n'éprouva immédiatement rien de particulier et dormit bien jusqu'au lendemain. En se levant elle ressentit dans la fosse iliaque droite une douleur très vive qui la forçait à tenir le tronc un peu infléchi à droite, sans qu'elle put se redresser volontairement. La douleur disparut au 6e jour, mais la déviation latérale ne fit qu'augmenter. D'ailleurs aucun autre dérangement de la santé, aucun symptôme du côté de la colonne vertébrale.

Le 23 juillet 1853, elle se présenta à l'hôpital Beaujon et fut admise dans le service de M. Robert. Après un examen attentif, on reconnut l'existence d'une déviation assez forte pour déformer le corps de la malade, déviation due à la contracture de la masse sacro-lombaire droite qui présentait au toucher une rigidité considérable, et probablement aussi du carré des lombes. La dernière côte droite et la crête iliaque de ce côté étaient amenées au contact, tandis qu'à gauche, entre ces deux os, se trouvait un large espace. Rien ne pouvait expliquer cette contracture qui remontait au refroidissement, si ce n'est la douleur ressentie à ce moment.

On n'appliqua aucun traitement mais M. Bouvier recommanda à la malade le port de béquilles d'inégale grandeur, dont la plus grande soulevait l'épaule droite, laissait le membre inférieur droit pendant, et exerçait ainsi une extension continue par son propre poids. Le 1er août la malade eut une émotion assez vive et le lendemain en se levant, elle s'aperçut que la déviation avait disparu. La guérison se maintint et la malade quitta l'hôpital quelques jours après.

En résumé si nous passons en revue les différents symptômes fournis par les déviations de la taille au cours de nos observations et les caractères revêtus par la déformation chez nos malades, nous voyons que le mode d'apparition des courbures d'origine réflexe est essentiellement variable : il peut se faire brusquement au cours d'une crise douloureuse comme chez le petit malade de l'observation IV, ou bien la déviation s'établit d'une façon insidieuse, alors que les symptômes douloureux existent depuis quelques jours et ce n'est qu'à l'occasion d'un examen approfondi de l'enfant que l'on s'aperçoit d'une inflexion anormale de l'épine dorsale ou de la saillie de deux ou trois apophyses épineuses.

Dans certains cas, c'est par cette saillie d'une ou de plusieurs apophyses épineuses que la déviation débute, dans d'autres cas, au contraire, il y a tout d'abord courbure latérale du rachis. Mais la déformation une fois établie il y a coexistence presque constante d'une scoliose et d'une cyphose, et c'est là un des principaux caractères distinctifs des déviations du rachis d'origine réflexe, car ces courbures étant sous la dépendance d'affections viscérales douloureuses, la colonne vertébrale adoptera toujours la position qui permettra le soulagement de l'organe malade placé au voisinage du rachis. C'est ainsi que si l'organe malade, rein ou poumon, est situé à gauche, la déviation sera à convexité droite, le malade inclinant le tronc du côté atteint de façon à prévenir toute douleur, les muscles de ce côté du rachis se contractant par action réflexe.

Les déviations rachidiennes d'ordre réflexe siègent indifféremment dans la région dorsale ou dans la région lombaire, mais le plus fréquemment au niveau de la région dorso-lombaire. Elles sont rarement très accusées et la gibbosité qu'elles entraînent n'est jamais bien apparente. Contrairement à ce qui arrive dans la scoliose essentielle, la déviation latérale est à petit rayon. La cyphose peut se borner à la saillie d'une vertèbre isolée, comme dans l'observation I. Une fois la déviation bien établie, il existe une saillie des muscles du côté de la convexité ; si on palpe profondément du côté concave on trouve que les muscles ont une consistance plus ferme qu'à l'état normal.

La région déviée n'est le siège d'aucune douleur, on a beau percuter très fortement sur les apophyses épineuses des vertèbres déviées, à l'encontre de ce qui arrive dans le mal de Pott, on ne réveille pas la moindre douleur et quelle que soit la position dans laquelle on le place, le malade n'accuse aucun phénomène douloureux. Dans un cas seulement (obs. VIII), on a vu la déviation s'accompagner de douleur au niveau des apophyses épineuses, mais dans ce cas il s'agissait d'une contracture douloureuse des muscles qui s'attachent à ces apophyses et la douleur n'a pas tardé à disparaître.

Un autre caractère des déviations d'origine réflexe, c'est la variabilité dans le sens de la courbure, son accentuation au moment où les douleurs deviennent plus vives et sa disparition parfois complète lorsque toute douleur s'est évanouie (Observ. IV).

Enfin, ces déformations varient suivant que le malade est debout ou assis, mais elles persistent dans le décubitus dorsal; nous avons vu la déviation disparaître lorsque le malade de l'observation IV prenait la position accroupie, et chez la petite malade de M. Grancher, on voyait la déviation s'accentuer quand elle était restée longtemps debout.

Nous avons déjà dit que dans les déviations réflexes le tronc est non seulement incliné latéralement mais encore légèrement penché sur le bassin, dans certains cas (Observ. III et IV) la crête iliaque du côté malade est plus élevée que celle du côté opposé.

La déviation s'accompagne d'un certain degré de contracture des muscles qui correspondent à la convexité de la courbure, et cette contracture s'étend aux muscles de la région abdominale du côté malade. Cette contracture peut être très prononcée et permanente, ce qui explique la persistance de la déviation après la disparition des phénomènes douloureux. Cette contracture revêt les caractères des contractures hystériques et dispa-

rait sous le chloroforme pour reparaître progressivement quand cesse l'influence anesthésique (Obs. IV).

La situation des épaules dans les courbures qui nous
occupent, ne présente rien de bien particulier. Quelquefois l'épaule du côté malade est inclinée latéralement
(Obs. VII) et paraît située sur un plan antérieur à celui
du côté sain. Les pieds reposent également sur le sol,
sauf lorsqu'il existe un abcès périnéphrétique, lequel,
comme on le sait, entraine toujours une certaine rétraction de la cuisse.

L'évolution des déviations d'origine réflexe ne présente rien de constant, et leur durée est entièrement su-
bordonnée à celle des lésions qui ont entraîné la déviation.

Leur disparition peut, comme leur apparition, être
brusque ou ne se faire que peu à peu et quelques jours
après la cessation des accidents.

CHAPITRE IV

Le pronostic des déviations du rachis d'origine réflexe est essentiellement favorable, en effet, on a vu par nos observations qu'elles disparaissaient pour la plupart sans laisser de traces, dès que l'affection causale était guérie. Néanmoins si elles surviennent chez des enfants affaiblis par des maladies antérieures, elles pourront être le point de départ de déviations permanentes. C'est ainsi qu'une courbure réflexe déterminée par l'existence d'un point de côté continu pourra, principalement chez les petites filles, entraîner une scoliose définitive, car il ne faut pas perdre de vue qu'à l'époque où surviennent le plus ordinairement les déviations réflexes, la colonne vertébrale n'a pas encore complètement achevé son développement.

CHAPITRE V

Nous voici arrivé au chapitre le plus important de
notre travail, il n'est en effet rien de plus difficile que
d'établir la nature réflexe des déviations de la taille et de
reconnaître leur origine. Un simple coup d'œil jeté sur
l'exposé des symptômes des courbures d'origine réflexe
et sur les observations que nous avons relatées à l'appui
de notre thèse, suffit pour montrer qu'une exploration
minutieuse du malade peut seule permettre de formuler
un diagnostic exact.

La première question que l'on doit chercher à résoudre
est de savoir s'il existe réellement une déviation de la colonne vertébrale, ou si la déformation est due simplement à une attitude vicieuse du malade. Pour cela il sera
bon de procéder à l'examen de la façon suivante : l'enfant
étant complètement déshabillé, debout et les bras croisés
au devant de la poitrine, on examinera successivement la
région dorsale et la région lombaire. Pour cela on recher-
chera avec le doigt la saillie que forment les apophyses
épineuses depuis le cou jusqu'au sacrum, en ayant soin
de tracer sur la peau avec un crayon une ligne qui suive

rigoureusement ces saillies. Quelquefois il sera très difficile d'apercevoir ces apophyses épineuses, par exemple
quand l'enfant aura un peu d'embonpoint ; on obviera à
cet inconvénient en faisant pencher le malade en avant,
alors les apophyses feront saillie. On pourrait encore
employer la percussion, car Piorry a prouvé que si l'on
percute de chaque côté la colonne vertébrale d'un homme
sain, le son est le même des deux côtés : quand au contraire on percute chez un gibbeux le son est mat du côté
de la gibbosité.

La ligne des apophyses épineuses une fois tracée, on a
exactement la direction de l'épine et on voit alors si elle
est oui ou non dans sa rectitude naturelle.

La déviation reconnue il s'agit encore de mesurer son
rayon, ou si l'on aime mieux son degré ; pour cela il suffit de mener, d'une extrémité à l'autre de la courbe, une
ligne présentant une légère convexité droite pour repré-
senter l'inflexion physiologique et de mesurer la distance
qui sépare cette ligne des apophyses épineuses les plus
déviées. On a ainsi la flèche de l'arc représenté par la courbure rachidienne.

L'existence de la déformation et le degré d'inflexion
établis, il s'agit de rechercher la nature de cette lésion,
C'est également par un examen approfondi du malade
et en procédant par élimination que l'on découvrira en
pareilles circonstances la cause occasionnelle de la courbure du rachis, car nous n'avons ici, ni symptôme pathognomonique d'une valeur réelle, ni ensemble clinique
d'une physionomie particulière qui puissent nous servir
de guide dans nos recherches.

L'idée qui viendra tout d'abord à l'esprit d'un médecin consulté pour une déviation analogue à celles que nous décrivons, c'est qu'il se trouve en présence d'une *maladie de Pott*. En effet même aspect général du malade, enfant lymphatique, pâle, d'une santé délicate ; mêmes symptômes de début, amaigrissement, faiblesse dans les membres inférieurs, douleurs vagues mal localisées dans la région lombaire et enfin déviation du rachis. Aussi rien d'étonnant à ce que ces symptômes aient pu donner le change aux médecins les plus expérimentés et leur faire croire à une affection grave de la colonne vertébrale.

Pour établir nettement la différence entre la nature de ces deux affections, il nous suffira d'examiner parallèlement les caractères de la douleur et de la déviation dans les deux cas.

D'abord en ce qui concerne le symptôme douleur nous voyons que, la douleur dans le mal de Pott a un siège fixe ; elle est limitée à la vertèbre ou à la zone vertébrale atteinte ; celle-ci, qui peut d'ailleurs acquérir d'énormes dimensions, ne dépasse guère d'ordinaire cinq ou six corps vertébraux, surtout si le mal de Pott est récent. Cette douleur est sourde, exaspérée par tous les mouvements du rachis, continue, diurne et nocturne. Elle augmente par la fatigue, elle est profonde, ne siège, ni dans l'épiderme, ni dans le derme ; plus la pression directe est forte, plus la douleur est sensible, elle s'irradie en ceinture et dans le membre inférieur; si l'on exerce une pression vive sur la tête et les épaules du malade il éprouve au niveau de la vertèbre tuberculeuse une brusque sensation douloureuse, de même pour les mouvements de latéralité. Enfin Rosendal (1) a signalé l'importance des courants continus comme moyen de provoquer la douleur dans le mal de Pott, quand cette douleur est encore très obscure. En plaçant un des pôles en haut et l'autre en bas de la colonne vertébrale le malade éprouve en effet, une sensation douloureuse limitée à la partie lésée.

Dans les déviations d'origine réflexe au contraire, pas de douleur du côté de la colonne vertébrale, on peut percuter avec force sur les apophyses épineuses de la région déviée sans éveiller, en aucun point, le moindre phénomène douloureux. On peut remuer le malade dans tous les sens, le soulever par les jambes ou les épaules sans qu'il accuse de sensibilité spéciale.

En second lieu si la déviation est fixe, reste toujours la même dans le mal de Pott, et si le rachis est pour ainsi dire immobilisé dans la tuberculose vertébrale, il n'en est pas de même dans les courbures réflexes. La facilité des mouvements est complète, le malade peut s'asseoir, se courber dans tous les sens et s'il existe de la douleur c'est un peu en dehors de la colonne vertébrale dans l'une ou l'autre des régions lombaires et des fosses iliaques, quand il s'agit d'une affection rénale, ou dans la région axillaire et au voisinage du mamelon quand il existe une affection thoracique.

Si l'on met en regard cette fixité du rachis dans le mal vertébral et la variabilité des courbures de la colonne

---

(1) Rosendal. *Schmidt's Iahrbucher*, XXX, O. p. 98, 99.

dans les déviations réflexes, on voit que cette mobilité n'est pas le caractère le moins important de ces déviations, et elle revêt à nos yeux toute la valeur d'un signe pathognomonique.

Autre caractère non moins important, c'est la présence simultanée d'une cyphose et d'une scoliose dans la région déviée, chose rare dans le mal de Pott, bien que les courbures latérales aient été signalées au cours de cette affection (1).

Enfin, dernier caractère différentiel, la déformation de l'épine dorsale dans le mal de Pott, ne disparaît pas sous l'influence du chloroforme.

Quand une courbure réflexe survient au cours d'un abcès périnéphrétique, le diagnostic si délicat tout à l'heure devient encore plus difficile ; il s'agit alors de différencier un abcès idiopathique, développé accidentellement au voisinage de la colonne, des abcès symptomatiques de la carie. « On doit dans ce cas, dit Hol
« mes (2), observer avec attention les résultats des mou·
« vements passifs imprimés à la colonne vertébrale et
« s'efforcer de découvrir s'il existe ou non un trajet de
« communication entre le foyer purulent et les vertèbres.
« Il m'est arrivé souvent, ajoute-t-il, de rencontrer chez
« des enfants, des cas dans lesquels, en raison du dé
« veloppement d'un abcès au voisinage de la colonne
« dorsale ou de la colonne lombaire et faute de pouvoir

(1) Bouvier. *Leçons cliniques sur les maladies de l'appareil locomoteur.*

(2) Holmes. *Thérapeutique des maladies chirurgicales des enfants.* 2ᵉ partie, chapitre XII.

« lui assigner une cause suffisante (ou même faute de
« pouvoir lui en trouver aucune), on était amené tout
« d'abord à soupçonner l'existence d'une carie vertébrale
« alors que la colonne ne pouvait pas être atteinte par
« cela seul que les mouvements des vertèbres s'exécu-
« taient naturellement et quelles se déplaçaient les unes
« sur les autres sans occasionner de douleur. » En outre
le début relativement brusque de la déviation et la rapide
apparition de la tumeur, suivie de phénomènes réac-
tionnels, permettront de faire le diagnostic véritable.

Enfin l'absence au cours des déviations réflexes de troubles nerveux à distance ; paraplégie, contracture des membres inférieurs, troubles de la sensibilité, différenciera
nettement ces lésions des déviations dans le mal de Pott.

La carie vertébrale, une fois éliminée on pourra son-
ger à l'existence d'une *arthrite rhumatismale des vertèbres* et cela d'autant plus que la plupart de nos malades
avaient des antécédents rhumatismaux. On se basera
pour le diagnostic sur l'âge des sujets, la coexistence
d'autres manifestations rhumatismales et la forme régulière de la déviation.

Une autre affection des vertèbres pourra induire en
erreur, surtout dans les cas d'abcès périnéphrétique,
nous voulons parler de l'*ostéomyélite vertébrale* du professeur Lannelongue, mais dans cette affection comme
dans le mal de Pott, il existe une douleur fixe, réveillée
par la pression, exagérée par les mouvements, en outre
la rapidité de l'évolution des accidents, les douleurs
vives, la gravité des phénomènes généraux feront aisément le diagnostic.

L'existence d'un *scoliose essentielle* pourrait être soup-
çonnée d'autant plus facilement que les courbures réflexes, signalées dans nos observations, sont survenues
le plus souvent chez des enfants de 12 à 15 ans, époque
où se développent ordinairement les déviations idiopathiques du rachis, au moment où, suivant l'expression de
P. Vogt, se produit « cette transformation des enfants
en adolescents élancés et en sveltes jeunes filles ». Mais
la vraie scoliose est rarement unique comme la plupart
des courbures réflexes, elle occupe toute une région du
rachis, le plus ordinairement la région dorsale, c'est une
courbure à grand rayon, son début est plus insidieux et
son évolution toujours constante entraîne un degré de
gibbosité qu'on ne rencontre jamais dans les déviations
réflexes. De plus, le sens de la courbure est fixe, il y a
rotation des vertèbres et il est impossible de redresser le
rachis par n'importe quel moyen, d'ailleurs la durée de
cette affection est indéfinie.

Lorsqu'il s'agit. comme dans l'observation VII, d'une
courbure survenue au cours d'une affection pleuro-pulmonaire on peut se demander si on n'a pas affaire dans
ce cas à une *scoliose pleurétique*, soit que la scoliose
apparaisse au début de la pleurésie, par suite de l'abon-
dance de l'épanchement, soit qu'elle soit la conséquence
d'une rétraction du thorax consécutive à l'empyème
comme cela arrive fréquemment chez les enfants (1).
En pareil cas l'examen minutieux du thorax et la con-

(1) Peyrot. *Étude expérimentale et clinique sur la pleuro-
tomie.* Th. de Paris, 1876.

naissance des antécédents aideront à faire le diagnostic.

Dans certains cas le médecin pourra se trouver en face d'une *déviation simulée :* il suffira alors pour reconnaître la fraude d'observer les symptômes concomittants, l'état moral du sujet et de « mettre en défaut, comme dit Bouvier, la ténacité de ses muscles ».

Enfin, chez les jeunes enfants, il y aura lieu d'examiner si la courbure n'est pas due au *rachitisme vertébral,* il suffira pour cela de chercher si l'enfant présente du côté des membres, de la tête ou du thorax les signes ordinaires du rachitisme.

Mais outre les lésions proprement dites de la colonne vertébrale, il est des affections du membre inférieur qui peuvent donner naissance à des courbures du rachis ; telles sont : la coxalgie, le raccourcissement ou l'inégal développement d'un des membres inférieurs et la sciatique. Il est donc nécessaire, après un examen complet du tronc lorsqu'on n'a rien trouvé qui put expliquer la déviation, de chercher du côté du membre inférieur la cause de la déformation rachidienne avant de se prononcer avec certitude sur sa nature réflexe.

En ce qui concerne la *coxalgie* le diagnostic sera facile, la courbure du rachis est accompagnée dans ce cas de phénomènes douloureux siégeant du côté de la hanche et de position vicieuse du membre inférieur qui font reconnaître aisément la nature de la maladie : il ne s'agit alors comme l'ont très bien démontré Verneuil (1) et

____

(1) VERNEUIL. Assoc. française pour l'avancement des sciences. Congrès de Lyon. 1873.

Monnier (1) que d'une courbure déterminée par un mouvement d'élévation du bassin suivant un axe passant par le disque sacro-vertébral, d'ailleurs on n'aura qu'a rétablir le niveau des épines iliaques antérieures pour faire disparaître la courbure.

Dans les cas de *raccourcissement* ou *d'inégal développement du membre inférieur*, on peut rencontrer ainsi que cela a été signalé par Morton (2), Terrillon (3), Bilhaut (4) une fausse scoliose qui pourrait induire en erreur ; l'examen des membres inférieurs montrera si l'on doit attribuer la déviation à cette cause et dans ce cas on la fera disparaître rapidement en glissant sous le talon de la jambe la plus courte un support égal à la différence de longueur des deux membres.

La *déformation du tronc dans la sciatique* étudiée récemment par Albert (5), Nicoladoni (6), Ballet (7), Babinski (8), Texier (9), pourrait à première vue être prise pour une déviation d'origine réflexe, alors qu'elle est sous la dépendance d'une attitude volontaire du malade

---

(1) MONNIER. Th. de Paris. 1886.

(2) MORTON. Congrès de Washington. 1887.

(3) TERRILLON. Scoliose simulée due au raccourcissement d'un des membres inférieurs. *Bull. méd.* 30 octobre 1887.

(4) BILHAUT. Congrès français de chirurgie. 1888.

(5) ALBERT. Eine eigenthümliche art der Totalskoliose. *Wien. med. Presse*, p. 1, 1886.

(6) NICOLADONI. Ueber eine Zusammenhanges Zwischen ischias und Skoliose. *Wien. med. Presse*, 27 juin 1886.

(7) BALLET. Soc. méd. des hôpitaux. 1887.

(8) BABINSKI. *Archives de neurologie*, janvier 1888.

(9) TEXIER. Th. de Paris, 1888.

prise pour soulager le membre affecté de sciatique. D'ailleurs, contrairement à ce qui se passe pour les courbures réflexes, le symptôme prédominant est l'inclinaison en masse du tronc sur le côté sain, de plus le pied du côté malade appuie moins sur le sol que celui du côté sain et la jambe du côté sain se fléchit légèrement sur la cuisse pour remédier à la différence de longueur. Dans les déviations réflexes un côté du corps n'est pas comme dans la sciatique porté en masse dans un sens ou dans l'autre et le malade, sauf dans le cas d'abcès périnéphrétique, repose également sur ses deux pieds. Néanmoins la déformation particulière du tronc décrite par Babinski offre avec les courbures qui nous occupent bien des points de ressemblance : comme elles, sa date d'apparition est variable et elle paraît dépendre du plus ou moins d'intensité des douleurs, mais sa disparition n'est jamais complète ; de plus c'est une déviation de l'âge adulte alors que les courbures réflexes se rencontrent surtout dans le jeune âge et principalement dans la seconde enfance.

Une fois la nature réflexe de la déviation de la taille bien établie il s'agit de savoir à quelle affection on peut rapporter cette déformation et ici l'examen du malade ne doit pas seulement porter sur les signes extérieurs de la courbure mais sur les organes que l'on suppose être la cause de la douleur qui a déterminé la contraction réflexe. Si la déviation siège dans la région dorsale, on soupçonnera une affection thoracique et il faudra rechercher attentivement les signes d'une maladie pleuro-pulmonaire ou d'une simple névralgie intercostale. Si c'est

au contraire la région dorso-lombaire ou lombaire qui
est déviée il faudra bien localiser le siège de la douleur,
procéder à la palpation du rein par le procédé habituel
et *surtout ne pas oublier l'examen des urines qui, très
souvent, révélera l'existence d'une lithiase rénale.* Une
affection purement musculaire, le *lumbago* pourrait être
dans ce dernier cas une cause d'erreur, et nous avons vu
dans l'observation du malade de M. Ballet que l'enfant
marchait, au dire de son père « comme un homme qui a
un lumbago » ; mais la douleur qui occupe toutes les
masses musculaires au lieu d'être localisée d'un côté ou
de l'autre, la difficulté des mouvements et l'absence de
symptômes urinaires dans le lumbago feront faire aisément le diagnostic.

En dernier lieu il ne faudra pas confondre une déviation réflexe avec une courbure due à une contracture
d'origine centrale, comme cela arrive chez les hystériques. M. le professeur Grancher a, en effet, dans une de
ses cliniques (1) étudié le cas d'une petite fille de six ans
manifestement hystérique, chez laquelle on vit se produire, vers l'âge de trois ans et demi, à la partie inférieure de la colonne vertébrale, une saillie qui fut considérée par un chirurgien comme étant due à un mal de
Pott. Cette saillie disparut au bout de trois mois et fut
suivie de coxalgie de nature hystérique et d'un pied-bot
varus équin, par contracture des muscles du mollet. Il
n'y avait eu dans ce cas ni chute, comme chez la petite
malade de l'observ. VIII, ni douleur vive dans la fosse

(1) *Journal de médecine et de chirurgie pratiques,* février 1888.

B.

iliaque, comme chez la malade de l'observ. IX, qui pût être considérée comme point de départ d'une contraction réflexe.

En pareille circonstance un examen attentif révélera rapidement tous les signes et stigmates de l'hystérie.

CHAPITRE VI

TRAITEMENT

Nous n'avons pas grand'chose à dire au sujet du traitement des déviations réflexes de la taille, ces courbures étant sous l'influence d'une cause toute passagère leur mode de traitement ne ressemble en rien à celui des autres courbures du rachis. Ce que l'on devra chercher à guérir en pareil cas c'est la maladie point de départ du réflexe qui a déterminé la déformation. Si on est en face d'une affection thoracique, on mettra en œuvre les moyens ordinairement employés dans ces sortes de maladies. Si on a affaire à une maladie du rein, lithiase ou abcès périnéphrétique, on traitera la première par les eaux de Contrexéville, les diurétiques, etc., et le second par l'incision faite de bonne heure. Dans les cas où l'on soupçonnera la déviation d'être d'origine hystérique, l'hydrothérapie nous semble indiquée tout d'abord.

Mais quelle qu'en soit la cause, comme ces déviations sont toujours l'indice d'une certaine laxité de la colonne vertébrale et qu'à l'âge où elles apparaissent rien n'est plus fréquent que de voir une scoliose passagère devenir permanente, il sera bon de lutter contre la faiblesse du rachis, par des moyens appropriés, et le plus judicieux nous paraît être l'emploi des exercices de gymnastique en vue surtout de fortifier les masses sacro-lombaires.

CONCLUSIONS

I. — A côté des déviations du rachis décrites et étudiées jusqu'ici vient se ranger une classe de courbures rachidiennes d'origine réflexe.

II. — Ces déviations sont sous la dépendance d'affections viscérales douloureuses du thorax ou de l'abdomen et principalement des maladies du rein, lithiase et abcès périnéphrétique.

III. — Elles semblent dues à une contraction des masses sacro-lombaires en vue d'empêcher tout froissement ou compression des parties douloureuses situées au voisinage du rachis.

IV. — Ces déformations offrent comme caractère principal une coexistence presque constante de la cyphose et de la scoliose.

V. — Elles apparaissent le plus souvent d'une façon brusque, s'accentuent si les douleurs deviennent plus vives, et disparaissent lorsque toute cause de douleur s'est évanouie.

VI. — La connaissance de ces déviations est de la plus haute importance au point de vue du diagnostic de la maladie de Pott.

IMPRIMERIE LEMALE ET Cie, HAVRE

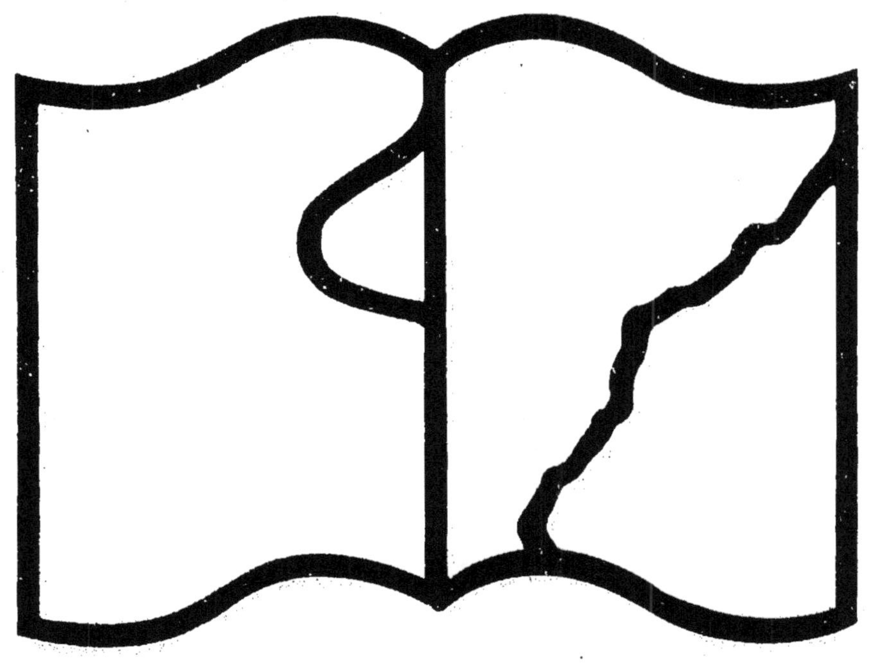

Texte détérioré — reliure défectueuse

NF Z 43-120-11

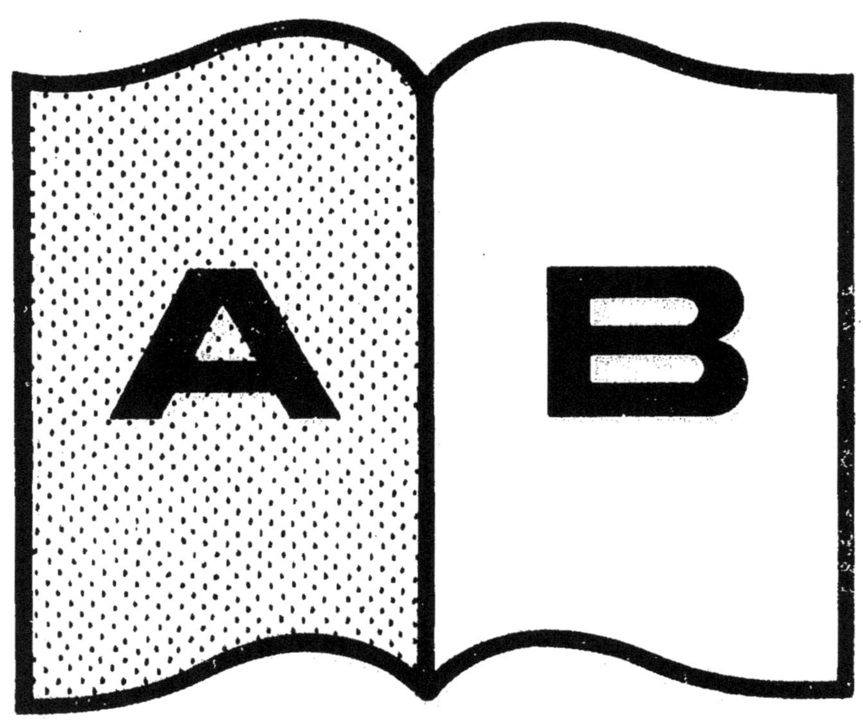

Contraste insuffisant

NF Z 43-120-14